社区生活健康丛书

◆总主编 周 欢 ◆策 划 朱辅华

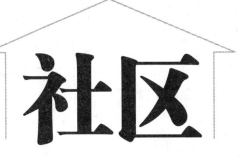

社区
常见非传染性疾病的防治

主编 李佳圆

四川大学出版社

责任编辑:朱辅华
责任校对:许　奕
封面设计:墨创文化
责任印制:王　炜

图书在版编目(CIP)数据

社区常见非传染性疾病的防治 / 李佳圆主编. —成
都：四川大学出版社，2012.11
（社区生活健康丛书）
ISBN 978−7−5614−6279−9

Ⅰ.①社…　Ⅱ.①李…　Ⅲ.①常见病−防治
Ⅳ.①R4

中国版本图书馆 CIP 数据核字（2012）第 272800 号

书名	社区常见非传染性疾病的防治

主　　编	李佳圆
出　　版	四川大学出版社
地　　址	成都市一环路南一段 24 号 (610065)
发　　行	四川大学出版社
书　　号	ISBN 978−7−5614−6279−9
印　　刷	郫县犀浦印刷厂
成品尺寸	146 mm×210 mm
印　　张	7
字　　数	155 千字
版　　次	2014 年 5 月第 1 版
印　　次	2017 年 10 月第 3 次印刷
定　　价	14.00 元

◆读者邮购本书,请与本社发行科联系。
电话:(028)85408408/(028)85401670/
(028)85408023　邮政编码:610065
◆本社图书如有印装质量问题,请
寄回出版社调换。
◆网址:http://www.scup.cn

总　序

　　社会在不断进步，城市居民的行为与生活方式也在随之不断变化，常见病、多发病、心理问题和食品安全问题等也随之而来。为了提高城市居民自我保健和预防、自我救护和疾病护理的能力，以良好的心理状态去应对城市生活的压力，从而提高城市人群的健康水平，改善城市居民的生活质量，四川大学出版社组织相关专家、教授编写了《社区生活健康丛书》。

　　该丛书均采用一问一答的形式，以通俗易懂的语言，介绍了与社区居民生活密切相关的基本医学知识和技能。一方面可以增强社区居民基本的疾病预防与疾病应对能力，另一方面也便于居民快速查找应对措施；同时，编者在疾病或相关医学问题介绍中，对一些常见疾病或医学问题的诊治方案建议、就诊指导或应对措施、医保报销方式等进行了介绍，力求形成一个从预防保健到就诊治疗以及康复的较为完整的应对链，有助于社区居民形成应对常见疾病的整体思路，而不至于忙中出乱或浪费精力。

　　该套丛书共分为七本，包括《社区常见急症的处理》、《社区常见非传染性疾病的防治》、《社区常见传染性疾病的防治》、《社区妇女常见疾病的防治》、《社区小儿常见疾病的防治》、《社区常见心理卫生问题》、《社区食品营养与安全》，其内容基本涵盖社区生活中常见与健康有关的问题。

希望这套丛书能成为社区朋友健康生活的有益伴侣，引领读者享受健康的城市生活。

2012 年 12 月 4 日

（**马 晓** 教授、博士生导师，中华预防医学会公共卫生教育分会主任委员，原四川大学华西公共卫生学院院长）

前　言

　　长久以来，提高居民的健康水平和防病能力一直是国家和各级政府非常关注的工作。随着人口老龄化和现代生活方式的影响，近三十年来，城镇居民的疾病谱发生了巨大的变化，从过去的传染性疾病为主转变为以慢性非传染性疾病为主的模式。据卫生部 2006 年发布的《中国慢性病报告》的统计资料，我国因慢性病死亡占总死亡由 1991 年的 73.8% 上升到 2000 年的 80.9%，在城市这个比例已达到 85.3%。2010 年卫生部统计数据表明，恶性肿瘤的死亡率已跃居我国居民总死亡率的第一位。

　　慢性非传染性疾病的特点是发病隐匿，持续时间长，发展到后期通常会导致严重的并发症，致伤、致残甚至危及生命。这类疾病与不良的生活行为方式密切相关，只要我们有效地控制这些危险因素，就能防病于未然。此外，早期发现和治疗慢性病，也可以有效减轻病症，延缓病程，甚至治愈疾病。

　　本书主要对与生活行为方式关系密切的心血管系统、呼吸系统、消化系统、泌尿系统等疾病中的常见病及恶性肿瘤进行了重点介绍。具体内容包括疾病的早期症状、疾病的变化过程、主要的病因（可预防的）、简单的家庭应急处理方法、日常生活护理、主要治疗方法以及预防措施，使读者科学地认知疾病，摒弃社会上的所谓"医学界重大突破"的误导，达到促进健康的目的。

另外，国家卫生服务的深度和广度不断加深，一方面医疗保障覆盖面加大，另一方面基层卫生机构服务能力得到重视和提高，这些都为我国慢性病社区管理和自我管理提供了基础，也符合国际慢性病防治发展的大趋势。本书在最后部分简单介绍了我国的慢性病社区管理相关信息，方便广大病人及其家属了解并利用社区医疗的服务内容。

鉴于作者的水平有限，文中内容难以涵盖所有疾病，也难免有不当之处，真诚希望读者提出宝贵的意见。

本书的撰写得到四川大学华西公共卫生学院赵莹、谭婧、黄源、李卉、王琼、李畅畅、齐亚娜等研究生的大力支持，在此一并致谢！

李佳圆

2013 年 6 月

 （李佳圆 四川大学华西公共卫生学院医学博士、副教授）

目　录

心血管系统疾病篇

呼吸系统疾病篇

消化系统疾病篇

社区常见非传染性疾病的防治

社区常见非传染性疾病的防治

社区常见非传染性疾病的防治

骨关节疾病篇

恶性肿瘤篇

社区常见非传染性疾病的防治

社区常见非传染性疾病的防治

其他非传染性疾病篇

社区常见非传染性疾病的防治

健康管理篇

社区常见非传染性疾病的防治

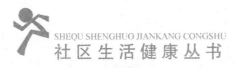

社区常见非传染性疾病的防治

心血管系统疾病篇

　　强壮健康的心脏是机体的发动机，血管是运输通道，血液则是维系生命的源泉。该系统可能随着年龄的增长而日渐老化，出现各种障碍。本篇重点讲解与老龄化有关的心血管疾病。

● 心脏和血管的结构和功能是什么？

心脏和血管（动脉血管、毛细血管和静脉血管）构成了人体的血液循环系统，主要负责把血液运送到身体的各个器官。血液从肺和胃肠吸取氧气和养分，又将各器官、组织和细胞产生的"废物"运送到肺、肾和皮肤等器官排出体外，维持着机体的健康。

和自来水的运输系统一样，心脏就像一个泵，是主要的动力装置，而血管则是伸向四周的管道。心脏有两小两大相对独立的四个"房间"（左、右心房和左、右心室）。来自全身静脉的血液（血液已经没有氧）进入右心房→通过右心房和右心室的门（三尖瓣）→进入右心室，右心室收缩→血液进入肺血管→血液在肺部补充氧→进入左心房→通过左心房和左心室的门（二尖瓣）→进入左心室，左心室收缩→血液进入动脉，把带有新鲜养分和氧的血液通过动脉输送到全身各器官（脑、肝、肺、胃、肠、肾等）→在最小的血管（毛细血管）里面把养分和氧送给细胞→交换过的血液回到静脉。周而复始，健康的心脏通过有规律的收缩和舒张，维持着身体各部分的正常功能。当然，心脏自身也有一套血液运输系统——冠脉系统，其中的冠状动脉就负责向心脏输送养分和氧。

● 什么是风湿热？

风湿热是一种常见的反复发作的急性或慢性全身免疫性炎症，这种炎症可能与一种叫 A 组链球菌的细菌有关，它会损伤结缔组织（在体内很多器官里面都有），引起心脏、关节、神经系统、皮肤和皮下组织"发炎"（无菌性的）。

常出现的疾病以心脏炎和关节炎为主。急性发作时通常以关节炎较为明显。在此阶段如果发生严重的风湿性心脏炎可导致病人死亡。急性发作后常遗留一定程度的心脏损害，尤以心脏二尖瓣瓣膜（开关左心房和左心室的门）病变最为多见，形成慢性风湿性心脏病或风湿性心瓣膜病。

● 风湿热的主要症状有哪些？

（1）发热。

（2）关节炎。典型的表现是位置变化的多个关节炎，膝、踝、肩、腕、肘、髋等大关节左右对称地出现红、肿、热、痛的炎症表现，但不化脓。

（3）心脏炎。风湿热引起的心脏炎包括心肌炎、心内膜炎和心包炎。

（4）皮肤环形红斑和皮下结节。环形红斑常有淡红色的红晕（圈），中间皮肤颜色正常，开始较小，以后逐渐扩大。红斑不痒不硬，可持续几个月。皮下结节为稍硬、无痛性小结节（豌豆大小），位于关节伸侧的皮下组织，常成群出现在肘、膝、腕、踝、指（趾）关节，以及枕部或胸腰椎棘突处。结节与皮肤无粘连，表面皮肤正常。皮下结节常与心脏炎同时出现，说明风湿处于活动状态。

（5）舞蹈症。主要表现为：①精神异常；②不自主动作；③肌力减退和共济失调，严重者坐立不稳，走不稳路，吃东西困难，生活不能自理。

● 风湿热如何治疗和护理？

（1）护理：风湿热发作期必须卧床休息。病程中宜吃些易消化和富有营养的饮食。

（2）抗风湿治疗：常用的药物有水杨酸制剂和糖皮质激素两类。糖皮质激素用于治疗有心脏炎、脑炎的病人，水杨酸制剂用于治疗急性关节炎。

（3）抗生素治疗：风湿热一旦确诊，根治链球菌感染是治疗风湿热必不可少的措施。

（4）舞蹈症的治疗：舞蹈症病人应尽量安置于安静的环境中，避免刺激。舞蹈症是一种能自己好转的疾病，通常无明显的后遗症，通过耐心细致的护理、适当的体力活动和药物治疗大多可取得良好的结果。

● 风湿热能预防吗？

风湿热是一种可以预防的疾病，它与链球菌的关系十分密切，因此防止链球菌感染是预防风湿热最重要的方法。

（1）预防初次风湿热：①注意居住环境干燥、通风、保暖，经常参加体育锻炼，防止上呼吸道感染；②对早期猩红热、急性扁桃体炎、咽炎、中耳炎和淋巴结炎等急性链球菌感染，应予以积极彻底的抗生素治疗，青霉素是最有效的药物，如果对青霉素过敏，可以选用红霉素；③慢性扁桃体炎反复急性发作者（每年发作 2 次以上），可手术摘除扁桃体。

（2）预防风湿热复发：已患过风湿热的病人，应积极预防链球菌反复感染。一般认为，预防用药期限，18 岁及以下的风湿热病人必须持续预防用药；超过 18 岁且无心脏受累的风湿热病人，从风湿热最近一次发作起至少连续用药 5 年；心脏有病的风湿热病人，再次感染链球菌后容易发生心脏炎，所以须严格预防。具体的预防性用药的药物、药量及用药时间应遵从专业医生的指导。

● **什么是风湿性心瓣膜病？ 和风湿热有什么关系？**

风湿性心瓣膜病亦称慢性风湿性心脏病，是风湿性炎症过程所致的以心脏瓣膜损害为主的一种心脏病。急性风湿热后，未经彻底治疗，可能遗留慢性心瓣膜病，主要变化是心瓣膜上长出小肉瘤样的东西（风湿赘生物），或瓣膜周围的组织变硬，导致：①心瓣膜狭窄（打开不全）；②心瓣膜关闭不全，引起心脏血流不畅，心脏负担加重，最终可引起心脏变形，心功能不全甚至心力衰竭。

● **风湿性心瓣膜病的易患人群有哪些？**

多数风湿性心瓣膜病病人为 20～40 岁的青壮年，女性稍多。临床上以单纯二尖瓣病变最为常见，占 70%～80%；二尖瓣合并主动脉瓣病变次之，占 20%～30%。

● **风湿性心瓣膜病有什么症状？**

二尖瓣狭窄和二尖瓣关闭不全是风湿性心瓣膜病最常出现的病症，常见症状有：

（1）活动后呼吸急促、心悸，并容易咳嗽，严重的病人稍微活动就感觉气紧、疲劳。

（2）咯血，痰中常带血丝，严重的会吐血。

（3）主动脉瓣狭窄的常见症状是心绞痛，劳动后突发晕厥或短暂的眼前发黑（黑矇），后者主要是脑缺血引起的，往往在二尖瓣受损后几年才会出现。

● 什么是二尖瓣面容？

病人出现脸颊颧骨部位粉红色而嘴唇发紫的典型脸部特征，称之为二尖瓣面容。如果出现二尖瓣面容，心瓣膜损害已经比较严重，说明心脏功能已经很差了，必须及早到医院做瓣膜手术。

● 风湿性心瓣膜病的发展如何？

患心瓣膜病如不治疗，10～15 年后容易出现心力衰竭、心律失常、急性肺水肿等并发症；如果瓣膜上的小肉瘤脱落，会引起小动脉栓塞，如果发生在脑部血管，则会出现昏迷、偏瘫；风湿性心脏病病人肺部血流不畅，容易引起肺部感染，肺部感染反过来进一步损害心功能，最终引起心力衰竭。

● 风湿性心脏病的治疗方法有哪些？

病情较轻时，可注射苄星青霉素（长效青霉素）防治链球菌感染，以控制风湿热反复发作为重点。病情严重，出现并发症时，应积极就医。治疗二尖瓣狭窄有两种手术方法，即二尖瓣分离术和人工瓣膜替换术。

● 在家应如何照顾风湿性心瓣膜病病人？

（1）病人应注意休息，劳逸结合，避免过重的体力活动，但在心功能允许的情况下，可进行适量的轻体力活动或轻体力的工作。

（2）预防病人感冒，防止扁桃体炎、牙龈炎等，如果发生感染可选用抗生素治疗。

（3）心功能不全的病人应减少喝水，饮食中限制盐的用量，以每日少于 6 克（1 勺）为宜，不能吃盐腌制品（如盐菜、腊肉、香肠等）。

（4）正在服用利尿剂的病人应吃些水果，如香蕉、橘子等钾含量高的水果。

（5）出现心房颤动（心脏损害较严重的表现）的病人不宜剧烈活动，应定期门诊随访；在适当时期应考虑手术治疗。

● 什么是原发性高血压？

高血压是我国最常见的心血管疾病。如果动脉收缩压或舒张压高于正常人的血压值，就称为高血压。如果血压增高不是由其他疾病引起的，称为原发性高血压，它占了高血压病人的绝大多数（90%）。

● 血压的分级标准是什么？

当前，采用 2005 年中国高血压指南提出的标准。要求在安静的状态下，一个人经过 3 次不同时间测量血压后，按血压值的高低划分为正常血压、正常高值和高血压。

（1）正常血压：收缩压低于 120 毫米汞柱，舒张压低于 80 毫米汞柱。

（2）正常高值（临界高血压）：收缩压为 120～139 毫米汞柱，舒张压为 80～90 毫米汞柱。

（3）高血压：收缩压等于或超过 140 毫米汞柱，或舒张压达到或超过 90 毫米汞柱。

● 引起高血压的危险因素有哪些？

（1）遗传性因素：高血压具有明显的家族聚集性。父母均有高血压，子女的发病概率高达 46％。

（2）环境因素：①饮食，摄盐越多，钾摄入量（蔬菜和水果）越少，饮食中蛋白质和饱和脂肪酸含量越高，血压水平和患病率越高。②饮酒，饮酒量越大，血压水平越高，每天饮酒量超过 50 克乙醇者高血压发病率明显增高。③精神应激，从事紧张的脑力劳动的职业会增加患高血压的危险性，长期生活在噪声明显的环境中听力减退者发生高血压的可能性较大。

（3）其他因素：①体重，超重和肥胖是血压升高的重要危险因素。高血压病人约 1/3 有不同程度肥胖，腹型肥胖者（腰围较大）容易发生高血压。②避孕药，避孕药的服用时间越长，发生高血压的可能性越大，但一般为轻度，在终止服用避孕药后 3～6 个月血压常恢复正常。

● 高血压的主要症状有哪些？

高血压一般分三级，其主要症状如下：

（1）Ⅰ级高血压（轻度，收缩压为 140～159 毫米汞柱，舒张压为 90～99 毫米汞柱）：常见的症状是头晕、头痛、眼花、耳鸣、失眠、感觉劳累等，但不严重，一般在体检时发现高血压。发现Ⅰ级高血压后，首先通过控制饮食、减轻体重，限制吃盐的量，并做轻度消耗体力的运动等控制血压。若用非药物疗法治疗 3～6 个月后效果不好，应合理选用抗高血压药（降血压药）治疗。

（2）Ⅱ级高血压（中度，收缩压为 160～179 毫米汞柱，舒张压为 100～109 毫米汞柱）：它和Ⅰ级的症状差不多，头痛和睡不着觉是最常见的症状，但也有些病人没有明显的感觉。Ⅱ级高血压病人应该服用药物控制血压，常用的降血压药有利尿剂、β受体阻滞剂、钙拮抗剂、血管紧张素转换酶抑制剂和血管扩张剂。服用降血压药要在医生的指导下进行。需要长期有规律地吃药，血压不能降得太快，应注意平稳降血压。

（3）Ⅲ级高血压（重度，收缩压大于或等于 180 毫米汞柱，舒张压大于或等于 110 毫米汞柱）：如病人发生突然跌倒昏迷，就很有可能是发生了中风（即脑卒中），这是我国高血压病人最常见的并发症；如果病人严重头痛、呕吐、意识不清、烦躁不安或昏迷，有可能发生了脑水肿；如果出现了恶心、呕吐、腹泻、皮肤痒痛、皮肤淤斑、双下肢水肿等，说明肾衰竭，可能出现了尿毒症；如果严重心律不齐

（心乱跳），呼吸困难，不能平卧，咳嗽时痰中带血，严重无力，则可能发生了心力衰竭。一旦出现这些情况，应尽快把病人送到医院治疗，一旦延误就可能导致病人死亡。

● 什么是高血压危象？

高血压危象是高血压病人在短时间内血压明显升高，并出现头痛、烦躁、心乱跳、多汗、恶心、呕吐、面色苍白、视觉模糊等，收缩压可高达260毫米汞柱，舒张压在120毫米汞柱以上。可发生在慢性高血压病，亦可见于进展迅速的高血压病。

高血压危象是一种有高度危险性的心血管重病，必须得到及时、有效的治疗。

● 高血压病人鼻出血怎么办？

高血压病人由于血压高、血管硬化，容易发生鼻出血。少量的鼻出血不用特别担心，如果大量出血应该到医院请耳鼻喉科医生治疗，而且在鼻出血控制以后应去医院检查眼底、尿液，了解眼底及肾脏有无出血。

另外，大量流鼻血的病人近几个月内有可能发生中风，因此一定要重视，应及时到医院检查治疗。

● 老年人患高血压的特点是什么？ 应注意什么？

老年人患高血压的特点是：①血压变动大，不稳定。血压不稳定可能会影响治疗的效果，另外也容易引发中风。②容易发生直立性低血压，也就是蹲下突然起来，容易发生头晕目眩、眼前发黑甚至跌倒。因此，在治疗过程中一定要经常测量血压，避免降血压过度造成的低血压。③容易发生心力衰竭。

老年人患了高血压后应注意以下六条：①合理膳食；②适量运动；③戒烟限酒；④心理平衡，凡事心态平和，不激动不生气；⑤自我管理，经常检测血压，最好每天都测，至少一周一次；⑥按时就医，听从医生的用药指导。

● 为什么高血压要长期治疗？

目前，世界上还没有一种能彻底治愈高血压的良方。因此，即使血压降到正常也并不等于治好了高血压。高血压病人需要终身坚持治疗，控制血压，避免发生中风、心肌梗死等严重后果。

有些广告说：通过理疗器，比如"降压枕"或"降压帽"，不吃药就能控制血压，这是没有什么科学依据的，一定不要轻易相信。

● 怎样预防高血压？

没有发生高血压的人可以通过养成良好的生活习惯来预防高血压病。

（1）经常测量血压。经常测量血压有助于早期发现高血压或临界高血压。35岁以上的成年人应每年检查一次血压，以保证及时发现和治疗高血压。

（2）控制肥胖。每天坚持适度运动，保持正常体重。肥胖是高血压的一个重要发病因素，提倡运动减肥。但老年人进行体育锻炼时要注意不能感到特别累，运动要适度，不能过早起床运动和在寒冷的季节外出运动。老年人的血管调节能力差，这些刺激反而会增加心脑血管负担，增加发生中风的危险。

（3）合理膳食。第一，肥腻的肉类（高脂食品）和内脏（高胆固醇食品）吃得太多会引起肥胖，而肥胖则是高血压的发病因素之一。内脏吃得太多，容易引起动脉粥样硬化，加重高血压的症状。第二，如果吃得太咸，盐的主要成分钠过多进入身体，血压值会明显升高。而水果和蔬菜中含有大量的钾元素，可以对抗钠的升血压作用，可以多吃。应少吃或不吃腊肉、酱肉、香肠、泡菜、盐菜等腌制的食品，平常的菜里面也应该少放盐。

（4）戒烟限酒。吸烟和酗酒都可能是心脑血管的致病因素，但每天饮少量的红葡萄酒反而可以预防血管硬化。

● 哪些食品可以帮助降血压？

（1）植物油，如菜子油、色拉油、玉米油、大豆油等。

（2）高纤维素食物，如芹菜、韭菜等。

（3）高钙和高钾食品，如豆类、冬菇、杏仁、核桃、花生、土豆、竹笋、牛奶、瘦肉、鱼虾、禽肉类、油菜、大葱、香蕉、枣、桃、橘子、苹果等。

（4）高铁食品，如黑木耳、豌豆等。

● 什么是中风？

中风是脑卒中的俗称，脑血管被血栓阻塞（梗死型脑卒中）或脑血管破裂（出血型脑卒中），引起脑功能受损的疾病。其表现为突然昏迷、跌倒，或突然发生口角歪斜、流口水、半身瘫、舌头僵直、大小便失禁、智力障碍。

● 引起中风的主要原因是什么？

中风主要和心脑血管疾病有关，其中高血压的危害最大，有高血压的人比没有高血压的人发生中风的可能性高近20倍。各种原因的心脏病、糖尿病、脑动脉硬化和短暂性脑缺血也能引起中风。

● 发生中风前有什么症状？

（1）哈欠不断，这是脑缺氧的表现。多数病人在中风发作前5～10天不断地打哈欠，这是重要的报警信号。

（2）结巴或暂时的吐字不清。

（3）出现嗜睡状态，就是整天昏昏沉沉，睡不醒。

（4）短时间的肢体无力，拿不住东西，或暂时的身体发麻。

（5）突然眼前发黑或看不清楚东西，但很快能恢复。

（6）经常流鼻血。

（7）突然发生眩晕（天旋地转）和头痛加重。

如果老年人出现了上面的症状，尤其是已经诊断患有高血压的病人，应该高度重视，及时到医院检查治疗，才能避免发生中风。

● 怎样预防中风？

简单地说，预防和控制高血压的措施对预防中风都有效。就算是患了高血压，只要把血压控制在收缩压 140 毫米汞柱、舒张压 90 毫米汞柱以下，也能避免发生中风。

采取预防措施时要注意以下问题：①高血压病人降血压要适度，不能降得过快过低。因为慢性高血压病人的脑组织已经适应了偏高的血压，如果血压降得太低，脑血管调节功能丧失，反而会增加中风的危险。因此，降血压要根据个人的血压水平、动脉硬化程度、自我感觉等将血压降到接近正常血压或略高。②一定要限制食盐的量，降血压药要规范吃，经常检查血压。如果还有其他疾病，应积极治疗，比如有糖尿病的要控制血糖浓度；有心脏病的要治疗心脏病；有高脂血症的要控制饮食，加强锻炼，必要时服用降血脂药等。

● 阿司匹林能预防中风吗？

阿司匹林（APC）本来是用来治疗发热和减轻疼痛的药物，但它有防止凝血的作用，因此对预防中风也有一定作用。但是，长期服用阿司匹林可能会引起胃肠疾病（消化性溃疡病）。另外，阿司匹林有增加出血的危险，如果老年人血压控制不好，吃阿司匹林反而会增加中风的危险。因此，服用阿司匹林一定要慎重。

● 发现有人中风后怎么办？

（1）尽量不要搬动病人，把病人就地放平，头抬高。保持平静，稳定情绪。有些中风的病人是清醒的，家属的惊慌哭闹会增加病人的悲伤和焦虑，对病人的病情十分不利。

（2）把病人嘴里和鼻子里的呕吐物和鼻涕清理出来，头偏向一边，目的是保持病人呼吸通畅。

（3）降低病人头部的温度。用冰袋冷敷病人头部，或用冷水浸湿毛巾冷敷头部也可以。

（4）如果病人血压很高，病人又还清醒时，可及时给病人吃平常服用的降血压药。

在做好这些应急措施的同时，立即将病人送往医院。在运送过程中避免头部颠簸，让病人侧躺，不要仰卧，避免呕吐物堵住气管。整个急救过程中要注意使头的位置高于脚的位置，减少脑充血。

● 对中风病人如何进行家庭康复和护理？

经过救治存活的病人，仍然可能出现一些运动、感觉和语言上的障碍，出院后进行家庭康复和护理可以帮助病人恢复生活自理能力，对初次轻度中风的病人甚至能完全恢复。

（1）心理疏导：这是家庭康复措施中的重要环节。中风病人会因为偏瘫、生活不能自理而变得自卑或烦躁，家属应多关心和鼓励，尽力消除病人的悲观情绪。

（2）功能锻炼：①按摩。②主动运动，在家属的督促和帮助下，病人自己练习坐、立、抬腿、行走，从简单的活动逐步开始。此外，还可通过日常生活能力训练加强主动运动，如自己吃饭、洗脸、刷牙、穿衣、洗澡、做轻微家务劳动以及外出散步等。③语言康复训练，失语的病人可先用咳嗽或用嘴吹气学习发声，再逐渐学习说简单的字和词。平时让病人多看电视、听电台广播等学习说话。

● 中风病人的饮食应注意什么？

中风病人应以清淡、少脂肪、少胆固醇、少盐、易消化、含优质蛋白质的饮食为主。

● 什么是动脉粥样硬化？

动脉粥样硬化是发生在动脉管壁上的一种疾病。血液中的脂类（血脂）过多而沉积在血管壁上形成血栓，血管壁变得很粗糙，并逐渐使血管钙化而失去弹性，一旦发展到血栓阻塞了动脉腔，则该动脉所供应的组织或器官将缺血或坏死。由于在动脉内膜积聚的脂质像黄色粥样的油脂，因此称为动脉粥样硬化。

● 动脉粥样硬化的主要危害有哪些？

动脉粥样硬化会造成相应供血的组织器官发生缺血或坏死，可引起全身各个器官的病变。冠状动脉粥样硬化可造成心肌供血不足，引起心绞痛乃至心肌梗死；脑动脉粥样硬化可引起脑供血不足，出现眩晕、头痛等症状，后期脑萎缩时可有精神变态、痴呆等；肾动脉粥样硬化可引起顽固性高血压和肾功能损伤；下肢动脉粥样硬化可引起间歇性跛行，严重时发生肢端缺血、坏死。

● 引起动脉粥样硬化的原因有哪些？

（1）疾病：高血压、高脂血症和糖尿病是造成动脉粥样硬化的常见疾病。

（2）不良生活方式：①吸烟，吸烟不仅会单独增加冠心病的发病危险，而且还会增加其他心血管疾病的发病危险；②饮食，较多的动物脂肪（肥肉）和胆固醇（如动物内脏等）可导致血脂水平升高，从而增加动脉粥样硬化发生的可能性；③饮酒，大量饮酒可增加心脏负担，酒精还会使血液中的三酰甘油（甘油三酯）增高。

（3）遗传性因素：有些年轻人患病是由父母或祖父母遗传造成的。

（4）性格及职业：容易急躁发怒的人，或从事紧张的脑力劳动的职业都会增加患病的危险性。

（5）其他：年龄在 40 岁以上的人容易出现。49 岁以后血管硬化加快，男性高于女性。女性常在绝经后出现，雌激素可能有保护血管健康的作用。

● 什么是冠心病？

冠心病是冠状动脉粥样硬化性心脏病的简称，是动脉粥样硬化引起的最常见疾病。冠状动脉是营养心脏的动脉，一旦出现了硬化或血管发生阻塞就会导致心肌缺血、缺氧。冠心病急性发作时会引起心绞痛、心肌梗死甚至心脏停搏，病人会突然死亡。因此，患了冠心病就像在心脏上安了一颗定时炸弹。

● 冠心病有几种类型？

冠心病有隐匿型、心绞痛型、心肌梗死型、心力衰竭型和猝死（突然心脏停搏死亡）型，共五种类型。其中，心绞痛型和心肌梗死型最多见。

● 什么是心绞痛？

心绞痛是在劳累、情绪激动、天气变化大等情况下，突然发生的一阵阵胸痛，感觉有很强的压紧、憋气的疼痛。有时可同时感觉左手臂、左肩疼痛。疼痛时间不超过半小时，休息几分钟或含服硝酸甘油，疼痛可以减轻或消失。心绞痛主要是冠状动脉供血不足引起的。

● 什么是心肌梗死？ 发生了心肌梗死怎么办？

心肌梗死又称心肌梗塞，简称心梗，经常是在没有什么原因的情况下突然发生的。症状是持续半小时以上的剧烈胸痛，并有出冷汗、恶心、呕吐和大口喘气的现象出现。病人还会出现发热、昏迷、心律失常或心跳加快和心力衰竭。休息和含服硝酸甘油也不能减轻症状。心肌梗死是冠状动脉完全堵塞，心脏缺血、坏死的表现。

心肌梗死通常很严重，救治不及时会使病人死亡。因此，当发现自己或家人出现了上述症状时，应立即平躺休息，以最快的速度入院治疗。

社区常见非传染性疾病的防治

● 冠心病病人在寒冷季节应注意什么？

冠心病病人在冬季一定要注意保暖，避免受凉感冒。最好不出远门，即使外出也应尽量避免迎寒风行走。随身携带些急救药品，必要时可事先服用硝酸酯类药品，防止冠状动脉痉挛。

● 冠心病有哪些治疗方法？

冠心病治疗的目的是减轻或缓解症状，恢复心脏功能，延长病人生命，提高病人生存质量等。治疗冠心病的方法有：①药物治疗，包括硝酸酯类药、β受体阻滞剂、钙拮抗剂、血管紧张素转换酶抑制剂、调节血脂药、抗凝药物和中药等药物的治疗；②介入性治疗，包括溶栓治疗、经皮冠状动脉腔内成形术及冠状动脉支架植入术；③外科手术治疗，如冠状动脉旁路移植术（冠脉搭桥术）。

● 动脉粥样硬化和冠心病能预防吗？

动脉粥样硬化和冠心病多数与高血压和高血脂有关。因此，预防动脉粥样硬化的办法与预防高血压和预防高脂血症的措施差不多。要强调的是，高血脂主要与不良的饮食习惯有关，饮食控制得好，不用吃药就能降血脂。

● 什么是心肌炎？

心肌炎是由病原微生物（如病毒、细菌）感染或过敏造成的暂时或长久的心肌发炎的疾病。常见的心肌炎是病毒感染引起的病毒性心肌炎，经常在感冒 1～2 周后开始出现心悸、胸闷等症状。自己摸脉有时出现搏动不均匀，全身疲乏无力，严重的可能出现心力衰竭。

● 诱发心肌炎的因素有哪些？

（1）过度劳累：过度运动可致病毒在心肌内繁殖复制加剧，加重心肌炎症和坏死。心情不好也可能会诱发心肌炎。

（2）细菌感染：细菌和病毒混合感染时，可能起协同致病作用。

（3）妊娠：妊娠可以增强病毒在心肌内的繁殖，围生期心肌病可能就是病毒感染所致。

（4）生活因素：长期营养不良，处于高热、寒冷、低氧的环境，过度饮酒等因素，都会损害心肌的健康。

● 心肌炎有哪些类型？

心肌炎指心肌本身的炎性病变，根据病变范围可分为局灶性或弥漫性，根据病程进展速度可分为急性、亚急性或慢性，还可分为感染性和非感染性两大类。感染性心肌炎可由细菌、病毒、螺旋体、立克次体、真菌、原虫、蠕虫等所引起。非感染性心肌炎可由变态反应（如风湿热等）、化学性因素、物理性因素或药物［如多柔比星（阿霉素）等］所引起。

● 如何发现心肌炎？

如果出现感冒后严重的疲乏无力或高热不退，应该去医院检查一下是否患了心肌炎。检查的方法是做心电图和检查血液。血液中的指标有红细胞沉降率（血沉）增快，心肌酶增高，心肌病毒抗体阳性。如果是链球菌引起的，可有抗O阳性。

● 如何治疗急性心肌炎？

目前临床尚无治疗心肌炎的特效疗法，因而必须强调早期、综合治疗的方法。

（1）卧床休息：早期、合理的休息可促进发生炎性病变的心肌尽快修复。

（2）防治诱因：预防受凉，防止上呼吸道感染。若出现流脓鼻涕、咳脓痰，适当应用抗生素，及时控制细菌感染。

（3）促进心肌修复：心肌炎病人可吸入氧气及应用一些改善心肌代谢的药物（如维生素C、葡萄糖、肌苷等）。

（4）病因治疗：病毒性心肌炎病人可口服一些抗病毒药物如吗啉胍（病毒灵），中药板蓝根、金银花、连翘等；风湿性心肌炎病人可在风湿活动期进行抗风湿治疗，如给以抗生素静脉滴注等，以去除或控制导致心肌损害的病因。

（5）激素治疗：目的是减轻心肌的炎性反应，减少心肌瘢痕形成。对于病情危重或反复发作的心肌炎病人及病毒血症明显，或经一般治疗无效的病人，早期、足量、短程应用肾上腺皮质激素，可明显缓解病情。

● 心肌炎的预防措施是什么？

（1）预防感染：尤其应预防呼吸道感染和肠道感染，积极治疗感染性疾病。

（2）注意休息，劳逸结合：应避免情绪突然激动或体力活动过度，使机体免疫力下降。

（3）合理饮食，戒烟忌酒。

（4）加强体育锻炼，增强机体免疫力。

● 什么是脉管炎？

脉管炎中医称为脱疽，是一种以肢体动脉发生节段性炎症，使血管管腔狭窄、闭塞、血栓栓塞的器质性血管病。病程长，多呈缓进性并逐渐加重，常致肢体发生缺血或淤血病损，甚者肢体溃烂脱落，是一种残损率极高的疾病。

● 脉管炎的分期及其临床表现是什么？

脉管炎是一种慢性病，一般分为三期，其临床表现如下：

（1）缺血期（Ⅰ期）：皮肤发凉，颜色苍白或发绀；行走时肢体麻木、酸胀、沉重、抽搐、跛行，休息后可逐渐缓解（间歇性跛行）；患肢动脉搏动减弱。

（2）营养障碍期（Ⅱ期）：上述症状进一步加重，局部皮肤出现暗紫、干燥、脱皮；趾甲生长缓慢、变形；汗毛脱落；肌肉萎缩；肢体出现持续性疼痛，休息后也不能缓解，夜间加重（静止痛），疼痛最激烈的部位提示为发生溃疡和坏疽的先兆。

（3）坏死期（Ⅲ期）：病情进一步加重，开始脚或小腿发生溃疡和坏疽，后来大腿也会发生坏疽，疼痛剧烈难忍。

● 脉管炎的易患人群有哪些？

脉管炎绝大多数发生于 20～40 岁的男性，女性很少见。脉管炎的易患人群是吸烟者（尤其是青壮年男性）、精神紧张者、营养不均衡者、寒冷潮湿地区居民、有家族遗传性因素者。

● 如何预防脉管炎及其复发？

（1）戒烟限酒：烟草中的尼古丁是缩血管物质，吸烟后可使皮肤血管收缩，血流缓慢，手指或脚趾皮温明显降低。

（2）肢体保暖，鞋袜适当：注意保护肢体，尤其是冬春季应避免受寒、受潮，每天用热水洗手、洗脚，促进局部血液循环。患脚穿鞋袜必须注意合脚、舒适、柔软暖和，防止足部受压迫、摩擦、碰撞等，在劳动生产中注意保护肢体，免受外伤。

（3）加强对脉管炎恢复期的定期复查和治疗。

（4）加强体育锻炼：经常进行体育锻炼可以增强机体的免疫力，促进肢体血液循环，提高身体的抗寒能力。

（5）坚持药物治疗。

● 导致脉管炎的原因有哪些？

吸烟是主要的原因之一。其他的原因还包括遗传性因素、肥胖，以及高脂血症、高血压、糖尿病等疾病。

● 什么是静脉曲张？

静脉曲张是指下肢小腿部分的血管（静脉）发生扩张、延长、弯曲，从皮肤上可以看到像蚯蚓一样弯曲而且粗大的血管。病情严重后会引起小腿部皮肤发炎，容易形成溃疡。

● 静脉曲张有哪些危害？

（1）影响腿部美观。

（2）静脉损伤。长期静脉曲张的病人静脉壁薄弱，静脉压较高，容易造成静脉损伤。

（3）水肿合并湿疹。由于静脉淤血引起组织水肿加重，进而发生皮肤湿疹性变化。

（4）溃疡。皮肤瘙痒，病人会情不自禁地抓挠，加重湿疹，出现糜烂以及溃疡。

（5）坏死。发生在内踝上部和小腿内侧下 1/3 处的溃疡，由于组织供血不足，溃疡组织周围变薄，皮肤发黑变硬，出现坏死。

● 导致静脉曲张的原因是什么？

教师、负重工作的搬运工容易发生静脉曲张。这可能与长时间负重或站立致小腿的静脉血回流不畅有关。静脉曲张以中年男性多见。

● 静脉曲张的症状如何变化？

开始的时候没有什么明显的感觉，有些病人常感患肢沉重、胀痛、易疲劳，休息后可缓解。病情发展后，小腿浅静脉渐渐鼓出来，有时可卷曲成团，站立后比较明显，抬高腿后消失。时间久了后，小腿皮肤颜色变深，感觉到痒或发湿疹。小腿的静脉容易损伤发生出血，或感染发炎形成溃疡。

● **静脉曲张如何治疗？**

（1）用弹力绷带或穿弹力袜压迫治疗，对病情较轻的病人有效，对孕妇和不宜手术的老年人也有效。

（2）手术治疗。

（3）硬化剂注射治疗。

（4）中医治疗静脉曲张是比较有效的。内治法以活血化瘀为主，外治主要针对出现了发炎的病变部位。

● **怎样预防静脉曲张？**

静脉曲张是可以预防的。长期站立者或孕妇，应在躺下时抬高小腿，经常按摩或泡热水脚，加强小腿的血液循环。如果长途步行还可以打上绑腿或穿弹力袜。

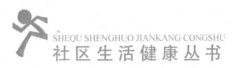

社区生活健康丛书

社区常见非传染性疾病的防治

呼吸系统疾病篇

　　地球上大多数生物的生存都离不开氧气，人可以在七天不进食，三天不喝水的情况下活下来，但是只要缺氧数分钟就会窒息而死。呼吸系统是人进行氧和二氧化碳交换的重要生理系统，肺是进行气体交换的场所，气管是输送气体的管道。本篇重点讲述急、慢性感染可能导致呼吸系统暂时或持久的病变。

● 呼吸系统是由哪些器官组成的？ 它有什么功能？

呼吸系统是通气和换气的系统，由呼吸道和肺两部分组成。呼吸道包括鼻腔、咽、喉、气管和支气管。鼻腔、咽、喉称为上呼吸道，气管和支气管称为下呼吸道。

呼吸道吸入空气中的氧气，透过肺泡进入毛细血管，通过血液循环，输送到全身各个器官组织，供给各器官氧化过程需要；各器官组织产生的二氧化碳再经过血液循环运送到肺，然后经呼吸道呼出体外。

呼吸系统的功能是吸入新鲜空气，通过肺泡内的气体交换，使血液得到氧并排出二氧化碳。有氧的血液才能维持正常人体的一切生命活动。

● 什么是上呼吸道感染？

上呼吸道感染简称上感，是鼻腔和咽喉感染了病毒和细菌后，上呼吸道发炎的一种病症。它是常见的疾病。上感本身并不是一种很严重的疾病，有些体质好的人，依靠自身机体的免疫力，能在几天内消除病毒，恢复健康。

● 上呼吸道感染用什么药效果好？

在治疗方面，可服用中药制剂，如抗病毒颗粒、板蓝根颗粒、银翘解毒片等；鼻塞严重时，可用少量1%麻黄碱滴鼻液；体温很高时，可适当用些退热药。

抗生素的作用是杀灭细菌或抑制细菌生长，而绝大多数上呼吸道感染是由病毒引起的，使用抗生素无效。但继发有细菌感染，如扁桃体化脓或有黄色痰时，可适当选用抗生素。

● 如何预防上呼吸道感染？

（1）注意生活规律，保证睡眠充足，避免过度疲劳，加强体育锻炼，增强体质。

（2）戒烟，少喝酒，多喝白开水或茶。

（3）感冒流行期间，应尽量避免去公共场所，非外出不可时应戴口罩，防止病毒吸入；居室应保持空气新鲜，经常打开窗户通风；可用食醋加热熏蒸的方法定期对居室进行空气消毒。

（4）应适当增加营养，多吃容易消化又含有丰富蛋白质和维生素的食物，食谱要广，荤素搭配。

● 什么是急性支气管炎？ 它有什么症状？

急性支气管炎是由病毒或细菌感染，物理性、化学性刺激或变态反应对支气管黏膜造成的急性炎症，经一般治疗后可以完全恢复。

急性感染性支气管炎往往先有急性上呼吸道感染的症状，如鼻涕不断、全身不舒服、寒战、低热、背部和肌肉疼痛以及咽喉痛。剧烈的咳嗽通常是支气管炎的信号，开始时干咳无痰，但几小时或几天后出现少量黏痰，稍后出现较多的黏液或黏液脓性痰，痰量增多，咳嗽加剧。咳嗽、咳痰可持续 2～3 周才消失，拖久了可变成慢性支气管炎。

● 急性支气管炎的病因有哪些？

（1）可以由病毒、细菌直接感染，就是说先有呼吸道炎症如普通感冒或流感、咽炎，再向下蔓延引起气管、支气管炎。

（2）吸入过冷空气、粉尘、刺激性气体或烟雾（如二氧化硫、氯气等），对气管和支气管黏膜造成急性刺激和损伤。

（3）吸入致过敏物质，如花粉、有机粉尘、真菌孢子（带真菌的粉尘）等。

● 如何预防急性支气管炎？

（1）坚持锻炼以提高机体抗病能力。可根据自身体质选择医疗保健操、太极拳、慢跑等项目，活动时注意不要过度疲劳。

（2）预防感冒。

（3）保持空气清新。

（4）常做腹式呼吸，吸气时尽量使腹部隆起，呼气时尽力呼出使腹部凹下。

● 什么是慢性支气管炎？

慢性支气管炎简称慢支，是严重危害健康的常见病和多发病。此病以老年人多见，所以又有老慢支之称。多发生在秋冬寒冷季节，大气转暖后则逐渐缓解。病人表现为咳嗽、咳痰或伴喘息，每年发病持续 3 个月，连续发病两年或以上。

社区常见非传染性疾病的防治

● **慢性支气管炎的主要相关因素有哪些？**

（1）有害气体和有害颗粒：香烟、烟雾、粉尘、刺激性气体（如二氧化硫、二氧化氮、氯气、臭氧等）。

（2）感染因素：病毒、支原体、细菌等感染是慢性支气管炎发生与发展的重要原因之一。

（3）其他因素：年龄、免疫和气候等因素均与慢性支气管炎有关。年龄越大，免疫功能越低以及在寒冷空气中，越容易发生呼吸道感染。

● **吸烟与慢性支气管炎有关系吗？**

吸烟与慢性支气管炎的发生有密切关系。吸烟时间愈长，吸烟量愈大，慢性支气管炎的患病率也愈高。戒烟后可使症状减轻或消失，病情缓解。

● **慢性支气管炎的临床症状有哪些？**

（1）咳嗽：长期、反复、逐渐加重的咳嗽是本病的突出表现。

（2）咳痰：一般痰呈白色黏液泡沫状，晨起较多，常因黏稠而不易咳出。

（3）气喘：以喘息为突出表现的类型，临床上称之为喘息性支气管炎。

（4）反复感染：寒冷季节或气温骤变时，容易发生反复的呼吸道急性感染。此时病人气喘加重，痰量明显增多且呈脓性，伴有全身乏力、畏寒、发热等。

● 慢性支气管炎可分几期？

根据病情进展情况可将慢性支气管炎分为以下三期：

（1）急性发作期：指在 1 周内出现脓性或黏液性痰，痰量明显增加，或出现发热等炎症表现，或"咳"、"痰"、"喘"等症状任何一项明显加剧。

（2）慢性期：指有不同程度的"咳"、"痰"、"喘"症状持续 1 个月以上者。

（3）临床缓解期：经治疗或临床缓解，症状基本消失或偶有轻微咳嗽或少量痰液，持续 2 个月以上。

● 慢性支气管炎缓解期应注意什么？

（1）坚持锻炼身体：适宜的体育锻炼不但要坚持，而且应随着体力的恢复，适当加强锻炼的强度。

（2）重视防治感冒：感冒可使缓解期的病人旧病复发。在一个较长的时期内（至少 1 年），定期进行感冒的预防和及时治疗是很重要的，秋冬季可接种流感或肺炎疫苗，或服用预防感冒的中草药。

（3）继续药物治疗：一部分急性发作期的病人，经过一个较短时期的药物治疗，可转入临床缓解期，咳、痰、喘、炎四种症状基本消失。但是，这不等于气管内的病理改变已经完全恢复正常，还应连续服药一段时期。

● 什么是慢性阻塞性肺疾病？

慢性阻塞性肺疾病简称慢阻肺，是小支气管、肺泡等部位发生膨胀，肺泡壁被破坏的一种肺部疾病。其主要的症状有不断加重的咳嗽、咳痰，并出现呼吸困难。最初仅在劳动、上楼、登山或爬坡时有气急。随着病情的发展，在平地活动时，甚至在休息时也感气急。除了呼吸困难还有疲乏、食欲不佳和体重减轻等全身性症状。当继发感染时，出现胸闷、气急、嘴唇、指（趾）甲发紫，头痛，嗜睡，意识恍惚等呼吸衰竭症状。慢性阻塞性肺疾病的典型体形是桶状胸（胸如桶状）。

数十年来，由于大气污染、吸烟和肺部慢性感染诱发的慢性支气管炎的病例持续增多，使慢性阻塞性肺疾病的发病率也显著增加。本病为慢性病，患病时间长，影响健康和劳动力，给个人和家庭带来巨大的经济损失。

● 与慢性阻塞性肺疾病关系密切的疾病有哪些？

慢性支气管炎、支气管哮喘、慢性纤维空洞型肺结核、肺尘埃沉着病（尘肺）等凡是能引起细支气管炎而造成通气障碍的，都可以引起慢性阻塞性肺疾病。最常见的是慢性支气管炎引起的慢性阻塞性肺疾病。

● 慢性阻塞性肺疾病在缓解期有哪些保健治疗措施？

（1）提高机体免疫力，防止感冒和下呼吸道感染至关重要。

（2）戒烟。

（3）加强营养，吃蛋白质含量高、易消化吸收的食物，如牛奶、瘦肉、鱼等。

（4）适当运动，如步行、骑自行车、做广播操、打太极拳等，可以帮助锻炼呼吸循环功能。

（5）肺炎链球菌（肺炎球菌）是引起慢性阻塞性肺疾病的主要病菌。由于抗生素的大量使用，肺炎链球菌对许多抗生素都具有耐药性，给慢性阻塞性肺疾病的治疗带来困难。为此，世界卫生组织推荐慢性阻塞性肺疾病病人接种肺炎链球菌疫苗以预防急性发作。一般接种3周后，体内的特异性抗体即会产生，所获得的免疫力可持续5年以上。

● 慢性阻塞性肺疾病病人吸氧治疗效果如何？

吸氧可暂时缓解机体缺氧的状况。但慢性阻塞性肺疾病的缺氧是因"呼"的功能差，二氧化碳排不出来。吸氧不能解决二氧化碳排出的问题；而且吸氧可能会引起人的依赖性，一旦脱离吸氧机，肺不能主动呼吸。因此，长期吸氧的弊大于利。不到万不得已，不要依赖吸氧维持呼吸。

● 什么是慢性肺源性心·脏病？

慢性肺源性心脏病简称慢性肺心病，是指慢性肺胸疾病或肺血管慢性病变，逐渐引起肺动脉高压，进而造成右心室肥大，最后发生心力衰竭的一类心脏病。说得简单一点，也就是由于肺部疾病所导致的心脏病。

● 引起慢性肺源性心·脏病的原因有哪些？

（1）支气管－肺疾病：如慢性支气管炎、支气管哮喘、

社区常见非传染性疾病的防治

支气管扩张及慢性阻塞性肺疾病，都是引起肺心病的主要原因。

（2）限制性疾病（肺硬化）：如由肺结核、肺尘埃沉着病（尘肺）等引起的肺结节病和硬皮病等。

（3）影响呼吸活动的疾病：脊柱后侧弯和其他胸廓畸形、胸廓改形术后、胸膜纤维化等。

● 慢性肺源性心脏病有什么症状？

慢性肺源性心脏病分为缓解期和急性发作期。两期的症状如下：

（1）缓解期：多表现为慢性阻塞性肺疾病的症状，如咳嗽、咳痰、气喘、咯血、心悸、乏力等，呼吸困难。

（2）急性发作期：①肺部症状加重，出现明显的缺氧，表现为气短、胸闷、心悸、乏力、头痛、嘴唇发紫及心率增快等；体内二氧化碳增多，表现为皮肤温湿、多汗，眼球结膜充血、水肿，甚至眼球突出，头昏、头痛、嗜睡及昏迷。②心力衰竭，表现为心悸、气喘、食欲缺乏、上腹胀痛、恶心、呕吐、尿少等，嘴唇发紫、颈静脉粗大突出、腹膜腔积液（腹水）、下肢水肿。③严重病人出现尿毒症（慢性肾衰竭）、消化道出血（如呕血、便血）、弥散性血管内凝血（如全身严重而广泛出血）、肺性脑病（如兴奋、不安、言语增多、幻觉、妄想）等。

肺心病病人出现了急性发作的症状应及时到医院治疗，通过规范的治疗缓解症状挽救生命。

● 慢性支气管炎、慢性阻塞性肺疾病和慢性肺源性心脏病三者之间有何关系？

这三种疾病是肺部疾病逐渐发展，越来越严重的一个发展过程。慢性支气管炎如不是经常急性发作，可以维持相对健康；如不能得到有效控制，慢性阻塞性肺疾病就会不断加重，发展成为慢性肺源性心脏病、呼吸及心力衰竭，治疗十分困难。因此，早期预防和治疗慢性支气管炎对预防慢性阻塞性肺疾病和慢性肺源性心脏病非常重要。

● 什么是支气管哮喘？

支气管哮喘是一种过敏性疾病，是人接触了花粉、尘螨、真菌和动物毛发等致敏因素后发生的呼吸系统病症。病人表现为多次反复的阵发性胸闷、呼吸困难或咳嗽。

● 如何早期发现支气管哮喘？

（1）咳嗽，胸闷，打喷嚏。

（2）突然感到呼吸困难，伴有气喘、气急，吐白色泡沫状痰。

（3）吸气还比较顺利，但呼气则很困难。

（4）哮喘发作持续 24 小时以上，严重时可出现四肢末端和嘴唇发紫。

（5）出冷汗，甚至虚脱。

符合上述第二项至第四项者，基本可以诊断为支气管哮喘，第一项和第五项只作参考。

● 哮喘病人怎样进行自我救护？

病人平时应随身携带几种扩张支气管的气雾剂，如 β_2 受体激动剂类［如沙丁胺醇、曲托喹酚（喘速宁）气雾剂等］、抗胆碱能药（如阿托品气雾剂）等，以备不测。

哮喘急性发作时，首先应保持镇静，不要惊慌、紧张，就地或就近休息，并立即吸入 β_2 受体激动剂类气雾剂，必要时可与抗胆碱能药同用。此后依据病情可以每 20 分钟重复一次；1 小时后若仍没有缓解，应口服缓释茶碱类药（如茶碱缓释片），配合吸入糖皮质激素气雾剂［如倍氯米松（必可酮）］，并继续每间隔 4 小时左右吸入一次 β_2 受体激动剂类气雾剂。必要时应及时到医院就诊。

● 抗生素能治疗哮喘吗？

哮喘是与过敏有关的气道慢性炎症性疾病，而不是细菌感染所致的炎症。因此，盲目地使用抗生素不能治疗哮喘。但是，如果哮喘发作时有呼吸道感染，如发现咳黄痰，应该积极选用抗生素进行抗感染治疗。医生应根据痰培养的结果具体选择敏感有效的抗生素。

● 广告中常见到"一针根治哮喘"是真的吗？

哮喘是一种过敏性疾病，只要没有脱离有过敏原（即变应原）的环境，病人很难说能得到根治。而广告中说的"药到病除"的情况多数也是当时缓解症状而已，病人需要警惕这些药中是否有大剂量的激素。大量服用激素不仅不能根治哮喘，还对身体有害，因此这些广告是不可信的。

哮喘病虽然不能根治，但可以长期控制。初患哮喘病时，一般病情较轻，采取正确的防治措施后，重点是不要接触过敏原，病情一般能得到长期控制。但许多病人由于不能及时合理地进行治疗，病情一年比一年加重，且哮喘发作时的症状也越来越剧烈，用药量也越来越大。

● 哮喘病人怎样进行自我保健？

（1）避免过敏原的影响：知道自己对哪种物质过敏，应尽可能避免接触它。

（2）增强体质，坚持锻炼。

（3）保持情绪乐观、稳定：每当急性发病时，首先是情绪必须乐观、稳定，千万不要紧张，尽量使全身肌肉处于放松状态。

（4）学会腹式呼吸，缓解喘息症状。

（5）养成随时喝水的习惯：起床后、睡觉前，以及白天都要随时注意喝温开水。

● 什么是肺炎？

肺炎是由细菌、病毒、真菌、支原体、寄生虫等引发的肺组织或肺实质发炎的病症，是儿童和老年人的常见感染性疾病，可危及生命。其中，细菌感染的肺炎最常见。

● 肺炎有哪些症状？

肺炎的主要症状是咳嗽、咳痰、发热、胸痛。细菌性肺炎的主要表现如下：

（1）多数突然发病，多数病人有持续高热。

（2）咳嗽、咳痰多。早期为干咳，之后咳痰量逐渐增多。

（3）脓痰。感染不同的细菌，痰的颜色可不相同，有黄色、铁锈色、砖红色或淡绿色。

（4）部分病人有胸痛，针刺样痛。

（5）其他症状有头痛、肌肉酸痛、疲乏无力。少数病人会出现恶心、呕吐、腹胀、腹泻等胃肠症状。

● 哪些人容易患肺炎？

老年人和儿童最容易患肺炎。他们的共同特点是免疫力低。他们患上肺炎后的表现与其他人群也大不一样，所以要特别留意老年人和儿童发生肺炎的表现。

● 应如何预防肺炎？

（1）注意个人卫生，不要吸烟。

（2）清理布满灰尘或长有真菌的地方时务必戴口罩。

（3）体质较弱的人可以注射肺炎链球菌疫苗以预防化脓性链球菌肺炎，注射流感疫苗可以预防因流感病毒而导致的肺炎。此外，儿童还应该接种 B 型流感嗜血杆菌疫苗。

● 什么是多价肺炎链球菌疫苗？

我国使用的肺炎链球菌疫苗为多价肺炎链球菌疫苗。该疫苗可有效地预防肺炎链球菌肺炎和脓毒症（败血症）。该疫苗包含了主要引起肺炎和脓毒症的 23 种肺炎链球菌，对90％的肺炎链球菌产生免疫力，故称"多价"。该疫苗经一次注射后，15 天产生保护性抗体，保护期至少持续五年；必要时，在一次注射后第六年再注射一次。

● 哪些人应接种肺炎链球菌疫苗？

（1）体弱的儿童和成年人。

（2）60 岁以上的老年人。

（3）反复出现呼吸道感染者。

（4）患中耳炎的儿童和成年人。

（5）慢性疾病，如支气管哮喘、慢性支气管炎、慢性阻塞性肺疾病、肺心病、慢性心功能不全、糖尿病、慢性肾病、肾功能不全、脑血管疾病、长期卧床不起者及癌症病人等。

社区常见非传染性疾病的防治

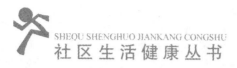
社区常见非传染性疾病的防治

消化系统疾病篇

民以食为天，消化系统是人体化美食为力量的神奇化工厂。美食入口后经过咀嚼和胃液搅拌等机械化处理，在胃液和胰液等各种催化剂——酶的催化反应下，在胃和小肠内进一步消化吸收，分解成氨基酸、葡萄糖、脂肪酸等。氨基酸在肝脏各种酶作用下再合成人体自身的蛋白质，维持着人体的正常功能。未能消化的食物残渣就在大肠内压缩打包，变成大便排出体外。消化系统的健康程度决定了人体利用食物维持生理功能的能力。本篇重点讲解常见消化器官的疾病。

● 消化系统是由哪些器官组成的？它有什么功能？

消化系统由消化管和消化腺两部分组成。消化管是一条始于口腔、终于肛门的很长的肌性管道，包括口腔、咽、食管、胃、小肠（十二指肠、空肠、回肠）和大肠（盲肠、结肠、直肠）等部分。消化腺有小消化腺和大消化腺两种。小消化腺分散在消化管各部的管壁内。大消化腺有 3 对唾液腺（腮腺、下颌下腺、舌下腺）、肝和胰，它们都是借助导管，将分泌物排入消化管内。

消化系统的基本功能是消化和吸收食物，供给机体所需的物质和能量。

● 什么是胃食管反流病？

食物会通过食管、下食管括约肌、贲门进入胃内，经胃酸与食物进行混合消化，再通过幽门到十二指肠，这是正常的过程。一旦出现异常，食物和胃酸混合物就会反流到食管内，引起食管黏膜的损伤及一系列食管外的表现，如胃灼热（烧心）、反酸、咳嗽等，这就是胃食管反流病。

● 胃食管反流病有哪些症状？

胃食管反流病的临床表现呈多样化，轻重不一，较为典型的症状有胃灼热、反酸。

（1）胃灼热：绝大多数病人主要表现在胸骨后或心窝部感觉到一种灼热感，少数病人感到胸骨后疼痛，有的还会向上延伸。疼痛常在饭后 1 小时出现，卧位、弯腰时可加重。

（2）反酸：反酸是病人在没有恶心、呕吐或不用力的情况下，胃内的酸性物质反流涌入口腔。

● 如何治疗胃食管反流病？

（1）药物治疗：①促胃肠动力药，如莫沙必利、多潘立酮；②抑酸药，包括 H_2 受体拮抗剂（如西咪替丁、雷尼替丁、法莫替丁）、质子泵抑制剂（如奥美拉唑、雷贝拉唑）等；③抗酸药，如氢氧化铝。

（2）抗反流手术治疗：是不同术式的胃底折叠术，疗效与质子泵抑制剂相当，但术后有一定并发症。对于那些需要长期使用大剂量质子泵抑制剂维持治疗的病人，可以选择手术治疗。

● 胃食管反流病病人在日常生活中应注意什么？

胃食管反流病病人生活方式的改变应作为其治疗的基本措施：

（1）抬高床头 15～20 厘米是简单而有效的方法，这样可在睡眠时利用重力作用加强胃酸清除能力，减少夜间胃内食物反流。

（2）少吃脂肪、巧克力、茶、咖啡等食物。

（3）烟草、酒精可加重疾病，故胃食管反流病病人应戒烟、戒酒。

（4）避免睡前 3 小时吃得过饱，同样可以减少夜间反流。

● 什么是胃炎？

胃炎是指各种病因导致胃黏膜的炎性病变。这是一种常见病，可分为急性和慢性两种类型。

急性胃炎是发生于胃黏膜的急性炎症，常见的为单纯性和糜烂性两种。慢性胃炎通常又可分为非萎缩性胃酸（浅表性胃炎）、萎缩性胃炎和肥厚性胃炎。

● 引起慢性胃炎的主要原因有哪些？

（1）幽门螺杆菌（Hp）感染：现已明确 Hp 感染为慢性胃炎的最主要的病因，有人将其称为 Hp 相关性胃炎。但其他物理性、化学性及生物性有害因素长期反复作用于易感人体也可引起本病。

（2）遗传性因素：相关研究发现慢性胃炎有家庭聚集现象。

（3）年龄：年龄愈大，胃黏膜功能和免疫力愈差，容易受外界不利因素影响而造成损伤。

（4）吸烟：严重吸烟者胃炎的发生率可升高。

（5）药物：非类固醇类抗炎药（如阿司匹林和保泰松等）可引起胃黏膜糜烂，糜烂愈合后可遗留慢性胃炎。还有一些抗生素对胃黏膜亦有一定的损害作用。

（6）疾病：缺铁性贫血、胃内潴留及十二指肠液反流均可使慢性胃炎的发生率升高。

（7）环境因素：①金属接触，如铅、汞、砷、镉等对胃黏膜都有一定的损伤作用。②过冷或过热的食物和饮料，以

社区常见非传染性疾病的防治

及用于治疗目的的冰水洗胃均可引起胃黏膜损伤。③放射线治疗溃疡病或其他肿瘤，可使胃黏膜损伤甚至萎缩。④其他细菌、病毒感染。

（8）自身免疫。

● 什么是幽门螺杆菌？

幽门螺杆菌是 1982 年 Marshall 和 Warren 首先分离出的一种微嗜氧革兰阴性螺旋菌，触酶试验结果阳性，具有尿素酶活性，3 微米×0.5 微米大小，呈弯曲状或"S"形，一端有 2～6 根带鞘鞭毛。活动性胃炎 95％有此种细菌感染，起初命名为弯曲菌样微生物（CLO），以后更名为幽门弯曲菌，1989 年根据其生化和形态学特点再次更名为幽门螺杆菌。

● 幽门螺杆菌能导致胃癌吗？

胃癌是幽门螺杆菌（Hp）长期感染与其他因素共同作用的结果，其中 Hp 可能起先导作用。Hp 感染与胃癌有共同的流行病学特点，胃癌高发区人群 Hp 感染率高；Hp 抗体阳性人群发生胃癌的危险性高于阴性人群。1994 年世界卫生组织宣布 Hp 是人类胃癌的 Ⅰ 类致癌原。

● 慢性胃炎有哪些症状？

慢性胃炎的症状：①起病缓慢，多有吃东西后上腹部不适或疼痛，往往是无规律的疼痛；②可伴有食欲缺乏或厌食、恶心、呕吐、腹胀、经常打嗝；③可出现消瘦、乏力、腹泻及贫血等。

● 怀疑慢性胃炎通常需要做一些什么检查？

（1）胃镜及活体组织检查：胃镜检查并同时取活体组织做病理组织学检查是诊断慢性胃炎的最可靠方法。

（2）幽门螺杆菌检测。

（3）自身免疫性胃炎的相关检查：疑为自身免疫性胃炎者应检测血液中胃壁细胞抗体（PCA）、胃泌素（促胃液素）分泌细胞抗体（GCA）、内因子抗体（IFA）等。

（4）血清胃泌素、胃蛋白酶原的测定。

● 慢性胃炎的分类有哪些？

我国采纳国际上新悉尼系统的分类方法，根据病理组织学改变和病变在胃的分布部位，结合可能病因，将慢性胃炎分成非萎缩性（浅表性）、萎缩性和肥厚性三大类。慢性非萎缩性胃炎根据炎症分布的部位，可再分为胃窦胃炎、胃体胃炎和全胃炎。慢性萎缩性胃炎可再分为多灶萎缩性胃炎和自身免疫性胃炎两大类。

● 日常生活中应如何预防慢性胃炎？

（1）加强体育锻炼，提高机体免疫力和能够适应环境改变的能力。

（2）养成良好的生活习惯，注意饮食卫生，避免或减少进食对胃刺激性过大的食物。

（3）及时、妥善地处理急性胃炎。

（4）去除体内（口、鼻、咽喉等）的感染性病灶。

● 慢性萎缩性胃炎离胃癌有多远？

胃炎演变为胃癌的过程是从萎缩性胃炎到肠上皮化生和不典型增生再到胃癌。100 名萎缩性胃炎病人中有 3～5 名可能患胃癌。因此有条件的病人应相隔一段时间做一次胃镜检查。有人建议单纯的萎缩性胃炎病人每 3 年做 1 次胃镜检查，而出现肠上皮化生和不典型增生的病人应每年做 1 次。

● 什么是肠炎？

肠炎是由细菌、病毒、真菌和寄生虫等感染或过敏（变态反应）等引起的肠黏膜急性或慢性炎症。急性肠炎的主要症状是恶心、呕吐、腹痛、腹泻。常先有恶心，然后呕吐，呕吐物多为胃内容物，严重者可呕吐胆汁或血性物。腹痛以中上腹多见，严重者可呈阵发性绞痛。腹泻表现为水样便，每天数次至数十次不等，伴有恶臭，多为深黄色或带绿色便，很少带有脓血。慢性肠炎通常表现为持续的腹泻。

● 肠炎的病因有哪些？

1. 急性肠炎的病因

（1）饮食不当，常因暴饮暴食或刺激性、生冷及腐败污染食物等因素引起。

（2）肠道感染，如常见的大肠埃希菌和葡萄球菌等感染。

（3）全身性感染，如伤寒、副伤寒、肝炎及脓毒症等。

（4）药物所致，如水杨酸制剂、砷、汞及泻药等。

2. 慢性肠炎的病因

（1）过敏：过敏性病变，受个体差异影响。主要是肠道过敏，有时也累及皮肤。如有些人对鱼类、虾、蟹、牛乳等高蛋白质食品产生过敏。

（2）感染：是肠炎的主要病因之一。每当病情发作时，使用抗生素可不同程度地控制病情。

● 引起慢性腹泻的常见原发疾病有哪些？

（1）原发或继发小肠吸收不良：典型症状为脂肪泻。大便色淡、量多，呈油脂状或泡沫状，常浮于水面，多有恶臭味。多伴腹胀、腹痛、出血，以及乏力、体重下降等营养不良表现。

（2）肠结核：起病缓慢，多位于右下腹部，可有阵发性绞痛，肠鸣音增强，常有大便习惯改变，干、稀交替。轻者仅有稀便，重者为黏液脓血便。可有恶心、呕吐、腹胀、食欲减退。

（3）克罗恩病（克隆病）：起病缓慢，有消瘦、乏力等表现。腹痛位于脐周或右下腹。腹泻初为间歇性，以后渐为持续性。每天3～6次，软便或半液状便。

（4）特发性溃疡性结肠炎：多以溃疡为主，累及结肠黏膜，以青壮年多见。腹痛常在左下腹或全腹压痛明显，伴肠鸣音亢进。有食欲减退、体重下降等营养不良症状。

（5）胃肠神经症：临床表现以胃肠症状为主，表现为神经性嗳气、厌食、呕吐、精神性腹泻、结肠激惹等。

社区常见非传染性疾病的防治

（6）胃肠肿瘤。

（7）其他肠道感染：如细菌性痢疾、寄生虫或肠道真菌感染。

另外，有的药物，如泻药、抗生素和降血压药亦可引起慢性腹泻。

● 急性肠炎如何治疗？

明确病因，如果是食物中毒引起的，首先应停止吃有毒食物，并催吐、导泻等；如果是感染引起的，可口服小檗碱（黄连素）或其他抗细菌感染药。呕吐、腹泻严重的病人，可能引起脱水症状，应及时到医院输液。

一般来说，本病治疗效果良好。由于致病菌被迅速排出体外，病人多于短期内自行恢复。

● 慢性腹泻怎么治疗？

首先应明确慢性腹泻的病因，再针对病因进行特异性治疗。抗菌药物对治疗慢性腹泻的效果不是特别好，无法治愈功能性腹泻，如果服用不当，反而会造成肠道菌群失调，导致肠炎加重。

慢性腹泻病人应该在饮食（少吃辛辣或太油腻的食品）和精神方面（避免生气、紧张等）特别注意，减少或避免肠炎急性发作。

● 由肠炎引起的便血该怎么办？

（1）饮食和营养：由于腹泻便血，病人可能出现缺铁、叶酸缺乏或贫血，应给予适量补充。长期腹泻者，要补充钙及镁、锌等微量元素。补充营养时应注意饮食卫生，忌吃牛奶、羊奶、大蒜、油腻及高纤维的食物，忌盲目使用止泻药。

（2）注意休息，调整作息时间：安静、舒适的休息可使病人减少精神和体力负担，尤其睡前要精神放松，保证睡眠效果，必要时服用镇静剂。病人可在病情好转后逐渐增加活动量，但一般应减免重体力活动。

（3）纠正水及电解质紊乱：重度病人由于大量腹泻、发热，容易有脱水、电解质代谢紊乱，尤其容易出现低钾症状。若用大量激素治疗时，尿钾排出增加，更容易导致低血钾，而低血钾可诱发中毒性肠扩张。因此，病人要在医生指导下用药，更要注意用药后的反应。

（4）注意肛门周围皮肤的护理：保持肛门及其周围皮肤干燥，手纸要柔软，擦拭动作宜轻柔，以减少机械性刺激。便后用碱性肥皂与温水冲洗肛门及周围皮肤，减少酸性排泄物、消化酶与皮肤接触，从而减少局部的刺激和不适，必要时涂抗生素软膏以保护皮肤的完整。

● **肠炎病人的饮食应注意什么？**

（1）肠炎急性发作时，饮食以少油为主。在发病初期只能吃一些清淡流质饮食，如浓米汤、淡果汁、面汤、热茶，用于解渴。

（2）排便次数减少后，可喝些去油的肉汤、牛奶、豆浆、蛋花汤等流质饮食。以后可逐渐吃清淡、少油、少渣的半流质饮食，如大米粥、藕粉等。

（3）腹泻如完全停止，就可增加蛋羹、鱼片、嫩瘦肉、菜泥等软食品。

（4）大便有恶臭的时候，可吃淀粉类食物如土豆、芋头、大米、面粉等，少吃肉、蛋、鱼类以及豆类等蛋白质丰富的食品。

● 肠炎病人有哪些注意事项？

（1）注意劳逸结合，不可太过劳累。暴发型、急性发作和严重慢性型病人，应卧床休息。

（2）注意衣着，保持冷暖适当。适当进行体育锻炼以增强体质。

（3）一般应进食柔软、易消化、富有营养和足够热量的食物。宜少食多餐，补充多种维生素。勿食生冷、油腻及多纤维素的食物。

（4）注意食品卫生，避免肠道感染诱发或加重本病。忌烟酒、辛辣食品、牛奶和乳制品。

（5）平时保持心情舒畅，避免精神刺激。

● 什么是消化性溃疡？

消化性溃疡简称溃疡病，主要指发生于胃及十二指肠的慢性溃疡。溃疡病有上腹痛、反酸、经常打嗝、恶心、呕吐等症状，其中以上腹痛为主。溃疡病引起的上腹痛具有规律性，与饮食有关。

● 消化性溃疡的病因是什么？

消化性溃疡的发病由多种原因引起，酸性胃液对黏膜的消化作用是溃疡形成的基本因素。秋冬及冬春季节是多发期。近年来研究发现幽门螺杆菌（Hp）感染是消化性溃疡的主要病因。幽门螺杆菌在胃黏膜上生存，分泌毒素对周围组织造成损害，降低机体防御功能导致溃疡形成。

此外，长期精神紧张、焦虑，吸烟，饮酒，喝浓茶、咖啡，吃高盐饮食等也能刺激胃酸分泌，增加溃疡发生的危险。

● 胃溃疡和十二指肠溃疡如何区别？

（1）疼痛部位：胃溃疡疼痛多位于心窝处或偏左，而十二指肠溃疡的疼痛多位于上腹正中或略偏右。

（2）疼痛规律：胃溃疡疼痛多于餐后半小时至 2 小时出现，持续 1～2 小时，在下次进餐前疼痛已消失，即所谓"餐后痛"。十二指肠溃疡疼痛多于餐后 3～4 小时出现，持续至下次进餐，进食后疼痛可减轻或缓解，故称之为"空腹痛"或"饥饿痛"；有的在夜间出现疼痛，称为"夜间痛"。

● 消化性溃疡常见的并发症和危害有哪些？

（1）出血：表现为呕吐物呈咖啡色，或解黑色大便。出血是消化性溃疡的最常见的并发症。慢性出血可引起病人消瘦或贫血；急性大量出血会引起病人晕厥、休克，甚至危及生命。

（2）胃穿孔：表现为右上腹剧烈疼痛，难以忍受。情况非常危急，应立刻将病人送往医院进行治疗。

（3）幽门梗阻：幽门梗阻表现为上腹胀满不适，疼痛于餐后加重，伴恶心、呕吐，大量呕吐后症状可以缓解。

（4）癌变：少数胃溃疡可发生癌变，十二指肠溃疡一般不会癌变。

● 如何通过大便性质判定消化道出血部位？

对患有胃肠疾病，尤其是消化性溃疡的病人，应经常观察自己的大便，因为通过大便的颜色、性状就基本能判定有无消化道出血，以及出血部位。

一般来说，上消化道出血必有黑便。大量出血时，也可排出暗红色大便，甚至鲜红色大便。还可伴有呕血，多呈咖啡色或黑褐色。出血量较大时，血液在胃内滞留时间短，则呈暗红色血块或鲜血，如肝硬化食管静脉曲张破裂出血。

下消化道出血主要表现为解红色血便。一般来说，肠道出血，颜色较鲜红。此外，肛门直肠的病变导致的便血，多不与粪便相混，而附于大便表面，或便后滴血，若大便表面带血同时形状变细，应警惕有直肠癌的可能性。

● 消化性溃疡治疗应注意什么？

消化性溃疡的治疗首先应该针对幽门螺杆菌治疗，临床上对幽门螺杆菌治疗有效的抗菌药物有阿莫西林（羟氨苄青霉素）、克拉霉素等，幽门螺杆菌因为寄居部位的环境特殊性不易被根除，单一药物的效果不是很理想，所以常常需要联合用药来达到根除目的。除了抗菌治疗外，还应该在医生指导下服用一些抗酸药物（如雷尼替丁等）和胃黏膜保护剂（如果胶泌等）。治疗过程要连续（中途不停药）和坚持（按疗程服药）。

● 急性消化道出血应采取哪些急救措施？

急性消化道出血的急救措施有：

（1）如果大量出血又未能及时送到医院，则应立即安慰病人并让其静卧、给病人保暖，嘱其保持侧卧、取头低足高位，以防剧烈呕吐时引起窒息。

（2）呕血后，最好立即让病人漱口，并用冷水袋冷敷心窝处。此时不能喝水，可含化冰块。

（3）病人的呕吐物或粪便要暂时保留，粗略估计其总量，并留取部分标本待就医时做实验室检验。

（4）少搬动病人，更不能让病人走动。同时严密观察病人的意识、呼吸、脉搏，并快速通知急救中心。

● 溃疡病病人日常应注意什么？

首先精神不能过度紧张，因为溃疡病是和心理因素密切相关的疾病；其次切忌用损伤胃黏膜的药物，如非类固醇类（非甾体类）抗炎药物（阿司匹林、对乙酰氨基酚、吲哚美辛、布洛芬等）及皮质类固醇等激素类药物。

溃疡病病人要戒烟、戒酒，不能喝浓茶，还应注意不能吃得太饱，也不能挨饿。平时可以准备一点饼干随身携带，有饥饿感的时候及时吃一点，避免胃酸分泌过多时加重溃

社区常见非传染性疾病的防治

疡病。

● 什么是胆囊炎？ 什么是胆结石？

胆囊炎是细菌性感染或化学性刺激（胆汁成分改变）引起的胆囊炎性病变。胆结石又称胆囊结石，是指在胆囊内发生结石所引起的疾病。两者均为胆囊的常见病，女性发病较男性为多。

● 胆囊炎有哪些症状？

不少急性胆囊炎病人是在吃油腻晚餐后半夜发病，因为高脂饮食能使胆囊加强收缩，伴有胆结石者平卧时结石卡在胆囊管引起发病。主要表现为右上腹持续性疼痛、一阵阵疼痛加重，右肩背也感觉疼痛；常同时有发热、恶心、呕吐，但很少发生寒战。

慢性胆囊炎的症状和体征不典型。多数表现为消化不良、厌油腻食物、上腹部闷胀、打嗝、胃灼热（烧心）等，与溃疡病或慢性阑尾炎症状很像。

● 为什么中年妇女容易患胆囊炎和胆结石？

中年妇女容易患胆囊炎和胆结石的原因主要有以下几点：

（1）生孩子多的女性，怀孕期间血液中胆固醇上升，胆固醇易沉积形成结石。

（2）缺乏锻炼的中年妇女家务缠身，又不爱运动，也容易形成胆结石。

（3）有部分妇女为减肥而不吃早餐也易患胆结石。不吃早餐的人，胆汁长时间储存在胆囊内，也促使胆结石形成。

（4）中年女性体内的雌激素水平降低也是胆结石形成的原因之一。

● 急性胆囊炎如何治疗？

（1）卧床休息，吃易消化的流质饮食，忌油腻食物。

（2）解痉、镇痛药物治疗。

（3）抗菌治疗。

（4）利胆，口服曲匹布通（舒胆通）、消炎利胆片或清肝利胆口服液。注意发作缓解后方可服用利胆药物。

（5）出现坏死、化脓、穿孔者，应及时到医院进行外科手术治疗，切除胆囊或行胆囊造瘘术。

● 慢性胆囊炎如何治疗？

（1）手术治疗：慢性胆囊炎伴有胆结石者，应做胆囊切除手术。手术一般择期在胆囊炎发作 2 个月后进行，这样可减轻胆囊周围的粘连与胆囊水肿。

（2）综合治疗：吃低脂饮食，口服利胆药（如消炎利胆片、清肝利胆口服液等）等。

● 慢性胆囊炎病人必须切除胆囊吗？

胆囊炎病人并非一定需要手术，慢性胆囊炎的治疗要依据起病的因素及并发症，针对具体病情，采用适当灵活的治疗方法。其治疗原则如下：

（1）对于症状轻的慢性胆囊炎和胆结石应以中西医结合治疗为主。

（2）对反复发作或伴有较大结石的胆囊炎，诊断一经确定就应做胆囊切除术，这是一种合理的根本治疗。如果病人有心、肝、肺严重疾病或身体状况不良，不能耐受手术，可采用内科治疗。

● 胆结石病人切除胆囊后应注意什么？

（1）手术后两周内应吃高糖类（碳水化合物）、低脂肪的流质及半流质饮食，如浓米汤、豆浆、藕粉、软面片、莲子红枣粥等，以利于机体的消化吸收。

（2）大概两周后恢复正常饮食。但饮食应保持低脂肪、低胆固醇、高蛋白质的膳食结构。忌吃肥肉、脑、肝、肾及油炸食物。

（3）注意保持情绪稳定，乐观豁达，避免发怒、焦虑、忧郁等不良情绪的产生。

（4）在医生指导下，服用消炎利胆的药物，并适当补充维生素 B、C、K，对保护肝脏、防止出血有重要意义。

● 胆囊炎和胆结石病人的饮食禁忌有哪些？

（1）按时合理早餐，规律三餐。

（2）适当限制饮食中脂肪和胆固醇的含量，保证摄入足量优质蛋白质，多吃新鲜蔬菜、水果，忌食辣椒、咖喱等强烈刺激性的食物，忌浓茶和咖啡。

（3）讲究卫生，防止肠道蛔虫的感染，积极治疗肠道蛔虫症和胆道蛔虫症。

（4）保持胆囊的收缩功能，防止胆汁长期淤滞。

● 肝脏有什么作用？

肝脏是人体最大的腺体，是人体内一个巨大的"化工厂"。肝脏有如下作用：

（1）代谢作用：参与糖、蛋白质、脂肪、维生素的合成与分解。

（2）生成和排泄胆汁作用：肝细胞制造、分泌的胆汁，经胆管输送到胆囊，胆囊浓缩后排入小肠，帮助脂肪的消化和吸收。

（3）解毒作用：人体代谢过程中所产生的一些有害废物及外来的毒物、毒素、药物的代谢和分解产物，均在肝脏解毒。

（4）免疫作用：肝脏能吞噬、隔离和消除入侵体内的各种有害物质。

（5）凝血作用：大部分凝血因子都由肝脏合成。

● 什么是肝衰竭？

由于各种因素使肝细胞发生严重损害，使其代谢、排泄、合成、解毒与免疫功能发生严重障碍，出现黄疸、便血或呕血、腹膜腔积液、继发性感染、肝性脑病、肾功能障碍等一系列临床表现，称之为肝衰竭。按病情进程可分为急性和慢性肝衰竭。

社区常见非传染性疾病的防治

● 什么是肝硬化？

肝硬化是各种原因所致的肝脏慢性、进行性、弥漫性改变。由于一种病因或数种病因反复、长期损伤肝细胞，导致肝细胞变性和坏死，肝脏逐渐发生变形，质地变硬，临床上称这一生理病理改变为肝硬化。肝硬化可引起肝脏功能减退，严重的可引起肝衰竭。

● 肝硬化最常见的病因有哪些？

肝硬化最常见的病因有以下两点：

（1）肝炎病毒：病毒性肝炎后肝硬化是最常见的病因，常见病毒是乙型肝炎病毒、丙型肝炎病毒及丁型肝炎病毒。

（2）酒精因素：长期大量饮酒导致肝细胞损害，发生脂肪变性、坏死，肝脏纤维化。严重者发生肝硬化。

● 肝硬化的分期和临床表现是什么？

肝硬化的起病与病程发展一般均较缓慢，可隐伏3～5年或10余年之久。其临床表现可分为肝功能代偿期与失代偿期，但两者之间没有明显的界线。

（1）肝功能代偿期（早期）：症状较轻，以疲倦乏力、食欲减退及消化不良为主，可有恶心、厌油、腹部胀气、上腹不适或隐痛及腹泻。

（2）肝功能失代偿期（晚期）：①食欲减退；②体重减轻；③疲倦乏力；④腹泻；⑤腹痛，疼痛多在上腹部，常为阵发性，有时呈绞痛性质，腹痛同时可出现发热、黄疸（眼巩膜、皮肤、黏膜发黄）和肝区疼痛；⑥腹胀，为常见症状，可能与胃肠胀气、腹膜腔积液和肝脾大有关；⑦常出现牙龈、鼻腔出血，皮肤和黏膜有紫斑或出血点；⑧神经、精神症状，如出现嗜睡、兴奋、意识障碍等症状。

● 肝硬化与肝癌有什么关系？

肝硬化与肝癌的发生有着密切的关系。特别是在我国，肝癌病人80%以上合并有不同程度的肝硬化。大多数肝硬化是由慢性乙肝发展而来的。长期肝炎病毒的感染致使机体的免疫力下降，不能消除病毒，引起反复的肝细胞坏死、增生，最终演化成肝硬化。当然，并非肝硬化病人都会发生肝癌，只有当机体的免疫力低下，不足以消除恶变的肝细胞时，才会发生肝癌。

● 如何治疗早期肝硬化？

（1）饮食治疗：应给予高蛋白质、高热量、高维生素的混合性饮食。

（2）病因治疗：根据早期肝硬化的特殊病因给予治疗。如酒精性肝病及药物性肝病病人，应禁止饮酒及停用中毒药物。

（3）一般药物治疗：护肝药物如肌苷为细胞激活剂，提供合成能量的前体物质，参与能量代谢和蛋白质合成。用中药（如丹参、黄芪等）可达到活血化瘀、理气的功效。早期肝硬化病人，盲目过多地用药反而会增加肝脏对药物代谢的负荷，同时未知的或已知的药物毒副作用也可加重对机体的

社区常见非传染性疾病的防治

损害。故早期肝硬化病人不宜过多长期盲目用药。

● 肝硬化有哪些并发症?

（1）感染：以自发性细菌性腹膜炎最常见，临床表现为发热、腹痛，短期内腹膜腔积液迅速增加，末梢血象增高等。

（2）上消化道出血：为最常见并发症，多突然发生呕血和/或便血。

（3）肝性脑病：为最严重的并发症，亦是最常见的死亡原因，主要临床表现为性格行为失常、意识障碍、昏迷等。

（4）肝肾综合征：临床表现为自发性少尿或无尿，氮质血症和血肌酐升高，稀释性低钠血症，低尿钠等。

（5）原发性肝细胞癌：当病人出现肝区疼痛、肝大、血性腹膜腔积液、无法解释的发热时要考虑此病，血清甲胎蛋白升高及B超检查提示肝占位性病变时应高度怀疑，计算机体层摄影（CT）可确诊。

（6）肝肺综合征：病人多伴有呼吸困难，本症无有效治疗，后期病人生存质量差、病死率高。

（7）门静脉血栓形成：可加重肝衰竭的症状。

● 肝硬化病人如何合理饮食?

（1）补充高质量蛋白质（如鱼类）食物：对肝硬化病人而言，蛋白质的补充应按蛋白质的缺乏程度及病情决定。肝功能显著损害或血氨偏高的病人，应限制或禁食蛋白质，待病情好转后再逐渐增加蛋白质摄入。

（2）补充足够的糖类食物（粮食）：一般来说，糖类在饮食中的比例占40%。糖类既保护肝脏，增强机体免疫力，又减少蛋白质分解。但不能过量，否则也会增加肝脏负担。民间有"吃糖保肝"的说法，这是对补充糖类食物不正确的理解。平时食用的糖是蔗糖，与糖类食物是两回事。

（3）控制脂类食物（如肥肉）：尽量吃低脂肪食物，以减轻肝脏负担。

（4）补充维生素和微量元素：肝硬化由于多方面因素可造成维生素和微量元素的缺乏。新鲜蔬菜和水果含丰富的维生素和微量元素，是非常好的食品。

（5）限制水和盐：对腹膜腔积液（腹水）或水肿病人，一定要控制盐和水的摄入量。

（6）禁酒和避免进食粗糙、坚锐或刺激性食物。

● 什么是胰腺炎？

胰腺炎是胰腺因为胰蛋白酶的自身消化作用而引起的疾病，可分为急性和慢性两种。

急性胰腺炎是胰酶消化胰腺及其周围组织所引起的急性炎症。其主要表现为胰腺呈炎性水肿、出血及坏死。多发于中年男性，发作前多有暴饮暴食或胆道疾病史。

慢性胰腺炎是由于急性胰腺炎反复发作造成的一种胰腺慢性持续性破坏的疾病。

● 引起胰腺炎的原因有哪些？

胰腺炎主要由以下几个原因引起：

（1）胆道、胰腺及十二指肠疾病，如胆道或胰管蛔虫和肿瘤，或十二指肠憩室炎等。

（2）酗酒。

（3）暴饮暴食。暴饮暴食通常导致胰腺分泌过度旺盛，胃肠功能紊乱，阻碍胆汁和胰液的正常引流，引起胰腺炎。

（4）内分泌与代谢障碍：如甲状旁腺肿瘤可引起高钙血症，可使胰液分泌增加，还可促进胰蛋白酶原激活。

● 胰腺炎的高危人群有什么特点？

（1）经常酗酒和暴饮暴食者。

（2）患有胆道疾病（如胆管结石、多发性胆囊结石）的人群，胆道疾病可能导致胰腺分泌的胰液受阻回流，诱发胰腺炎。

（3）患有"三高"，即高血压、高血脂、高血糖的人群。

● 急、慢性胰腺炎各有哪些症状？

急性胰腺炎的症状有：①剧烈腹痛，突然发作，呈刀割样或绞痛、持续性疼痛，阵发性加重；②恶心、呕吐，起病初始即有频繁呕吐，可吐出胆汁；③中度发热，可持续3～5天；④休克，病人出现烦躁不安、面色苍白、腹部和腰部大片淤斑、四肢湿冷、血压下降、脉搏增快，可突然发生死亡。

慢性胰腺炎的症状有：①腹痛，绝大多数病人会出现腹痛，疼痛不是持续的，疼痛多位于上腹部，可引起背部、前胸、肩胛等处疼痛，饭后可诱发，取仰卧位时疼痛加重，前倾、取坐位时减轻；②病人可出现食欲减退、腹胀、不耐油腻食物等，大便次数频繁、量多、色淡、有恶臭。

● **急性胰腺炎的救护措施有哪些？**

急性胰腺炎发病时病人的情况很危急，应立刻送医院治疗。病人发病时在家中应采取以下救护措施：

发病后立即禁食、禁水，否则会加重病情。待腹痛消失、体温正常后逐渐恢复饮食，以少量流质开始，禁肉类等高蛋白质饮食。当病人出现四肢湿冷、脉搏细弱、血压下降等休克征象时，要设法保暖，抬高下肢，尽快送医院抢救。

● **慢性胰腺炎病人应如何在家调养？**

（1）进食低脂富含营养的食物，禁酒，忌饱食及暴饮暴食。

（2）同时治疗原发疾病。

（3）保持心情舒畅。

● **什么是阑尾炎？**

阑尾炎是指阑尾由于多种因素而形成的炎性改变。阑尾炎是一种最常见的腹部外科疾病，临床上常有右下腹部疼痛、体温升高、呕吐和中性粒细胞增多等表现。

● **为什么阑尾容易发炎？**

阑尾是一条平均7～9厘米长的窄小管道，很容易被粪便、寄生虫等杂物塞满。一旦它被塞满，积蓄在阑尾里的流体就不能顺畅地倒流出来。渐渐地，压力增大，细菌侵入，阑尾开始发炎。

● 急性阑尾炎的症状有哪些？

典型的急性阑尾炎有腹痛、发热、胃肠症状及右下腹部压痛和反跳痛四大症状。

（1）腹痛：这是最常见的症状。阑尾炎腹痛的特点是转移性腹痛，即开始时在上腹部肚脐周围痛，经几小时或半天左右腹痛转移到右下腹部。多呈持续性疼痛，可有阵发性加重。

（2）发热：一般发病几个小时后即可发热，随病情发展体温上升到 38～39 摄氏度甚至更高。

（3）胃肠症状：多数病人有食欲缺乏、恶心、呕吐。

（4）右下腹部压痛和反跳痛：是阑尾炎典型的表现。在疼痛的地方用手按压，然后迅速抬起手，在抬起的时候更疼痛即反跳痛。

阑尾炎应及时治疗，否则会发展成腹膜炎或发生穿孔，严重的可造成病人死亡。因此，一旦出现突然发生的腹痛、发热，应及时到医院诊治，以免延误病情。

● 阑尾炎的治疗方法有哪些？

病人发生急性阑尾炎后，如有条件应及时手术治疗。在阑尾未坏死和穿孔前进行手术治疗，操作简单，术后并发症很少见，是安全而有效的治疗方法。

需要手术治疗的适应证是：①化脓和坏疽性阑尾炎；②阑尾炎穿孔伴弥漫性腹膜炎；③复发性阑尾炎；④多数急性单纯性阑尾炎；⑤阑尾脓肿。

● 阑尾切除术后应注意什么？

（1）术后病人可取半卧位，以利于引流和防止炎性渗出物存留在盆腔内。

（2）术后鼓励病人起床活动，以促进肠蠕动恢复，防止发生肠粘连。

（3）食物应该多样化，多吃鸡、鱼等蛋白质含量高的食物。宜进食易消化、营养高的流质或半流质食物，避免摄入生、冷、辛辣刺激性的食物。多吃水果和蔬菜，保持大便通畅。

（4）年老体弱者，术后要注意保暖，每日需拍背助咳，防止产生坠积性肺炎。

（5）术后病人应注意避免过度疲劳，保证充足睡眠，保持心情舒畅。

（6）术后病人如感刀口处疼痛、不适，应随时去医院外科复诊。

（7）术后病人应避免重体力劳动、性生活，忌烟酒。

● 如何预防阑尾炎？

每个人都有阑尾，但是并非都会得阑尾炎。如果平时注意预防，阑尾炎发病的机会还是很小的。下面介绍一些预防要点：

社区常见非传染性疾病的防治

（1）适当参加体力活动：平日参加体育锻炼和体力劳动，可增强体质，提高胃肠功能，提高机体免疫力。

（2）注意季节和气候变化：天热减衣，天寒添衣，尤其是保证腹部免受寒冷刺激，维护胃肠的正常功能状态。

（3）饮食调理：不暴饮暴食，少吃生、硬等难消化的食物，进食时细嚼慢咽，减少进入盲肠的食物残渣。

（4）防止便秘和腹泻：出现便秘和腹泻现象时，要积极寻找原因，及时调理和治疗，保持大便通畅和粪质正常。

（5）驱除肠道寄生虫：肠道寄生虫如蛔虫、蛲虫等，可窜入阑尾腔，阻塞腔道，诱发感染而引起阑尾炎。因此，一旦出现肠道寄生虫病，要及时驱除，减少诱发阑尾炎的机会。

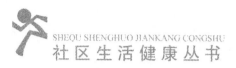

社区常见非传染性疾病的防治

泌尿系统疾病篇

泌尿系统就是机体的排污系统，包括"污水处理厂"——肾脏和"下水管网"——输尿管、膀胱和尿道，是人体排出毒素的重要系统。本篇将重点讲述泌尿系统的常见感染性疾病和慢性肾功能损伤后引起的肾衰竭。

● 泌尿系统是由哪些器官组成的？ 它有什么功能？

泌尿系统是机体排泄代谢产物的途径之一，由肾、输尿管、膀胱和尿道组成。它的功能是将人体代谢过程中产生的废物和毒物通过尿的形式排出体外，以维持机体内环境的相对稳定。

● 肾功能不全有什么危害？

慢性肾功能不全是各种慢性肾病未得到彻底治疗，病情不断进展、恶化的晚期综合征。病因中以慢性肾小球肾炎最多见，其次是慢性肾盂肾炎、系统性红斑狼疮等。如果发展到尿毒症阶段，人体内环境就会发生紊乱。其具体表现如下：

（1）厌食、恶心、呕吐、舌炎、口炎、腹痛、腹泻，应激性溃疡及上消化道出血等。

（2）高血压、心律失常、心功能不全。

（3）贫血、出血、头痛、乏力、烦躁、严重失眠，后期惊厥、意识障碍乃至昏迷等。

（4）呼气有尿素味，呼吸深而且稍快等。

（5）皮肤干燥、瘙痒、色素深、肤色晦暗，清瘦或臃肿，呈营养不良表现。

到了尿毒症阶段一般只能靠透析来维持生命。如果接受透析治疗后继续恶化就只能进行肾移植了。

● 什么是泌尿道感染？

泌尿道感染又称尿路感染，是由细菌（极少数可由真菌、原虫、病毒等）直接侵袭引起的泌尿道炎症，分为上泌尿道感染和下泌尿道感染。上泌尿道感染指的是肾盂肾炎和输尿管炎，下泌尿道感染包括尿道炎和膀胱炎。

● 为什么女性比男性更容易患泌尿道感染？

（1）女性泌尿生殖系统结构的特殊性：女性的尿道较男性短且宽，细菌易于进入。女性的尿道口与阴道和肛门邻近。男性的尿道口远离会阴部，而且还有一段"空间距离"，因而不易患泌尿道感染。

（2）月经和性交活动：月经血是细菌较好的培养基。经期卫生，特别是月经用品的清洁和消毒，是减少细菌入侵的重要环节。性交活动可以把尿道前部的细菌通过机械性的推挤动作推进尿道后部和膀胱。

（3）怀孕期：子宫增大会压迫膀胱和输尿管；内分泌的变化也使输尿管舒张和蠕动减慢，使尿液流动缓慢或者形成一种轻度的积液。此种情况也利于细菌侵入和繁殖而致病。

（4）憋尿：憋尿会造成两种不良后果。①尿液在膀胱内停留时间长，如有少量细菌侵入，便使其有更多时间繁殖；②过多的尿液使膀胱压力增高，尿液会逆流向上至输尿管，若已有细菌侵入，便会将细菌送到更上游的位置，引发肾盂肾炎。

社区生活健康丛书

社区常见非传染性疾病的防治

● 泌尿道感染有什么症状？

泌尿道感染较典型的临床症状如下：

（1）排尿异常：泌尿道感染常见的排尿异常是尿频、尿急、尿痛，也可见到尿失禁和尿潴留。

（2）尿液异常：泌尿道感染可引起尿液的异常改变，常见的有细菌尿（尿液检查细菌阳性）、脓尿（尿液浑浊）、血尿（尿液呈红色）等。

（3）腰痛：腰痛是临床常见症状，慢性肾盂肾炎引起的腰痛常为酸痛。另外，膀胱和尿道炎会有膀胱区疼痛（下腹痛）及尿道出现分泌物。

● 老年女性泌尿道感染有哪些特点？

老年女性泌尿道感染有以下三大特点：

（1）泌尿道感染反复发病，不易治愈。

（2）症状繁多：老年女性泌尿道感染者除了有尿频、尿急、尿痛、乏力、腰酸痛等基本症状外，还由于长期服用抗生素，肠道菌群失调而出现食欲下降、胃痛、胃胀、便秘或腹泻等症状。

（3）并发症多：老年人本身免疫力差，一些肾毒性药物容易导致肾衰竭，再加上老年人多有一些高血压、糖尿病等其他疾病，因此在泌尿道感染急性发作期，容易导致脓毒症、感染性休克、慢性肾衰竭等严重并发症而危及生命。

● 泌尿道感染途径有哪些？

（1）上行感染：指病原菌经由尿道上行至膀胱，甚至输尿管、肾盂引起的感染，约占泌尿道感染的95%。某些因素如过性生活、泌尿道梗阻、医源性操作、生殖器感染等可导致上行感染的发生。

（2）血行感染：指病原菌通过血液到达肾脏和泌尿道其他部位引起的感染。此种感染途径少见，不足3%。多发生于患有慢性病或接受免疫抑制剂治疗的病人。

（3）直接感染：泌尿系统周围器官、组织发生感染时，病原菌可直接侵入到泌尿系统导致感染。

（4）淋巴道感染：盆腔和下腹部的器官感染时，病原菌可从淋巴道感染泌尿系统，但罕见。

● 什么是肾盂肾炎？

肾盂肾炎属于上泌尿道感染，是肾盂由细菌感染引起的炎症，一般先有下泌尿道感染。根据疾病病程，肾盂肾炎可分为急性和慢性两种。慢性肾盂肾炎是导致慢性肾功能不全的重要原因。

● 肾盂肾炎有什么症状？

1. 急性肾盂肾炎的症状

（1）全身表现：突然发病，常有寒战或畏寒、高热（体温达39摄氏度以上），全身不适、头痛、乏力、食欲减退，有时恶心或呕吐等。

（2）泌尿系统症状：最突出的是膀胱刺激症状即尿频、尿急、尿痛等，排尿量少，大部分病人有腰痛或下腹痛。轻的病人可无全身表现，仅有尿频、尿急、尿痛等膀胱刺激症状。

2. 慢性肾盂肾炎的症状

（1）急性发作时的表现与急性肾盂肾炎一样，但通常要轻得多，甚至无发热、全身不适、头痛等全身表现。

（2）尿频、尿急、尿痛等症状不如急性那么明显。

（3）当炎症广泛损害肾实质时，可因肾缺血而出现高血压（如头晕），也可因肾实质严重破坏而发展至尿毒症（少尿或无尿）。

● 泌尿道感染应用抗菌药物治疗要注意什么？

泌尿道感染的治疗要针对感染的病菌选用抗菌药物。用抗菌药物治疗泌尿道感染时，一定要注意治疗时间要足够，要根据医生的指导规范用药，不要因症状好转而停止治疗，否则易反复发作，转成慢性。肾盂肾炎疗程不得短于14天。膀胱炎、尿道炎疗程为3～7天。

● 泌尿道感染病人在治疗过程中应注意什么？

（1）饮食与饮水：根据病人身体情况，给予营养丰富的稀软食物；增加饮水量，保证体液平衡并排出足够尿量，每日尿量应该在1500毫升以上，必要时输液补充水分。

（2）注意休息：急性感染期，病人泌尿道刺激症状明显，应卧床休息，等体温恢复正常后可下床活动。

社区常见非传染性疾病的防治

（3）对症治疗：诊断明确，选用适当的抗菌药物后，对高热、头痛、腰痛、便秘等症状给予对症处理。

● 如何预防泌尿道感染？

（1）注意个人卫生。应勤换内裤，常用温水清洗会阴部。清洗顺序应先洗外生殖器，后洗肛门，避免交叉感染。

（2）切忌憋尿。尽量及时排尿，防止尿液在体内时间过长，增加细菌繁殖、感染机会。多喝水、多排尿对预防泌尿道感染非常有益。

（3）注意房事卫生。房事前男女双方都应先洗澡，房事后女方应排尿，可起到冲洗尿道、减少感染的作用。

（4）注意劳逸结合。过度劳累或病后休息不好，身体免疫力下降，会导致感染复发或转变为慢性疾病。

● 泌尿道感染反复发作怎么办？

（1）一定要把有关病史告诉医生，让医生全面了解病情，为你制订一个治疗和预防疾病复发的有效方案。

（2）治疗一定要彻底，不能症状稍有好转便停药，最好是尿常规检查三次均正常或尿培养转阴性才停药。

（3）养成多喝水或茶的习惯，尿胀就及时上厕所排尿。多喝水、多排尿，不断冲洗膀胱和尿道是泌尿道保健的好方法。

（4）注意经期卫生。

（5）发病与性交有密切关系的病人，性交后要立即排尿，平时也要口服消炎药物以预防泌尿道感染。

● 泌尿道感染病人还能过夫妻性生活吗？

已婚妇女泌尿道感染发病率较高，尤其是生育期妇女，因细菌引起的泌尿道感染最多，这大多与性生活有关。性交可能损伤尿道口，甚至可将前尿道和尿道口周围的细菌挤进后尿道和膀胱，引起泌尿道感染。所以，在泌尿道感染发作期间，严禁过夫妻性生活；在治愈后3个月以内，应尽量不过性生活。如过性生活，建议在房事后服用有效抗菌药物。

● 什么是肾小球肾炎？

肾小球肾炎又称肾炎，指发生于双侧肾脏肾小球的变态反应性疾病，是常见的肾脏疾病。

● 急性肾小球肾炎有什么症状？

急性肾小球肾炎简称急性肾炎，其主要临床症状为尿的变化、水肿和高血压。

（1）尿的变化：常有血尿、蛋白尿（尿浑浊）等表现。

（2）少尿：由于肾小球细胞增生肿胀，压迫毛细血管，肾血流受阻，肾小球滤过率降低，引起少尿，使得水钠潴留。

（3）水肿：常最早出现眼睑（眼皮）水肿。

（4）病人常有轻、中度高血压。

● 慢性肾小球肾炎有什么症状？

慢性肾小球肾炎简称慢性肾炎，可能是急性肾小球肾炎

社区常见非传染性疾病的防治

转成慢性的，也可能找不到病因。有些病人开始无明显症状，只是在检查身体时才发现蛋白尿或血压高。尿量较少是慢性肾炎的症状。其他症状包括水肿、贫血、头痛、头晕、食欲减退、疲乏、失眠等。

● 肾小球肾炎的主要危害是什么？

肾小球肾炎是一种常见的免疫性疾病。病人中儿童占多数。急性肾炎病程短（多在1年以内），通过积极治疗，治疗效果良好。慢性肾炎病程长，反复发作，治疗效果较差，如不积极治疗，最后多数发展成慢性肾衰竭，即尿毒症。

● 肾小球肾炎如何早期发现？

急性肾小球肾炎起病急，病程短，多发于4～14岁儿童（集居者如幼儿园、小学等居多），男性多于女性。本病多发生在链球菌感染之后，大部分病例2～3周前有过咽炎、扁桃体炎等前期感染。40%的病人首先发现血尿，90%的病人出现水肿。轻者早晨起来有眼睑水肿，重者水肿遍及全身，甚至出现胸膜腔积液（胸水）、腹膜腔积液（腹水）、气急和腹胀。部分病人血压升高且有头痛，小便检验几乎都含有蛋白质（蛋白尿）。

慢性肾小球肾炎多见于20～40岁的青壮年，病程长，呈缓慢进行性发展趋势。临床表现为程度不等的蛋白尿、血尿、水肿、高血压和肾功能损害。

● 急性肾小球肾炎的治疗方法有哪些？

急性肾小球肾炎的主要治疗方法有：卧床休息、抗感染和对症处理（如利尿和降血压）。

急性肾小球肾炎治疗后效果大多良好，不留任何后遗症。如果发病早期处理不当，或一些严重病例，则可转为慢性肾小球肾炎，甚至肾衰竭，危及病人的生命。急性肾小球肾炎是否变成慢性肾小球肾炎，主要不是取决于休息好坏，而是由肾炎的病理类型来决定的。所以虽然成天卧床休息，但有的病人仍可转为慢性肾小球肾炎。

急性肾小球肾炎需要系统规范的治疗，治疗时间较长。

● 急性肾小球肾炎病人应注意什么？

（1）卧床休息，待血尿消失、水肿消退、血压恢复正常后，逐渐增加活动量，一般需卧床休息4～6周。

（2）有水肿、高血压时应禁盐，等血压恢复正常、水肿消退后，可吃少盐饮食。

（3）饮水量不必严格限制，但不应多饮水；饮食中补充适量的蛋白质（牛奶、瘦肉等）。

（4）可按专业医生的医嘱口服利尿剂和降血压药。

（5）出现严重并发症时应迅速送往医院救治。

（6）小部分病人可因肾单位损害严重出现肾衰竭或心力衰竭而死亡，有的则转变为慢性肾小球肾炎，故定期复查非常必要。

泌尿系统疾病篇

社区常见非传染性疾病的防治

81

● 慢性肾小球肾炎的治疗原则是什么？

（1）休息：应避免劳累，保证充足的睡眠。

（2）饮食：吃富含维生素的低盐饮食。有氮质血症者应限制蛋白质饮食。

（3）对症治疗：①利尿；②降血压；③高钾血症的治疗；④感染部位的治疗。

● 如何防止慢性肾小球肾炎反复发作？

（1）严格遵照专业医生的指导选择和服用药物。

（2）养成良好的生活习惯，劳逸结合，避免过度劳累。

（3）肾功能已受损者，切忌使用有肾毒性的药物（如头孢菌素、新霉素和庆大霉素等）。

● 肾衰竭的主要分类有哪些？

根据肾衰竭发作之急缓可分为急性和慢性两种。

（1）急性肾衰竭：病情进展快速，通常是因肾脏血流供应不足（如外伤或烧伤）、肾脏因某种因素阻塞造成功能受损或是受到毒物的伤害，引起急性肾衰竭的产生。

（2）慢性肾衰竭：是由各种病因所致的慢性肾病发展至晚期而出现的一组临床综合征。其主要原因为长期的肾脏病变，随着时间及疾病的进行，肾脏的功能逐渐下降，造成肾衰竭的发生。

● 肾衰竭分几期？ 每期的主要症状是什么？

肾衰竭分为四期，各期主要症状如下：

（1）肾功能不全代偿期：肾小球滤过率减少至正常的50％～80％，肾脏排泄代谢废物已有一定障碍，肌酐、尿素氮可偏高或超出正常值。但肾脏有强大的储备代偿功能，除原有的肾脏疾病外，病人可能没有其他症状。此时若有失水、感染、出血等情况发生，则很快进入到氮质血症或尿毒症期。

（2）氮质血症期：肾小球滤过率减少至正常的25％～50％，不能维持身体的内环境稳定，肌酐、尿素氮高于正常值。病人可出现轻度贫血、多尿和夜尿增多。

（3）肾衰竭期：肾小球滤过率减少至正常的10％～25％，肌酐、尿素氮显著升高，病人出现贫血加重，尿和夜尿增多、恶心、呕吐、腹泻、疲乏、头晕、精神不易集中等症状。

（4）尿毒症期：此期肾小球功能几乎全部损害，有严重临床症状，如剧烈恶心、呕吐、尿少、水肿、恶性高血压、重度贫血、皮肤瘙痒、口有尿味等。

● 慢性肾衰竭的并发症有哪些？

慢性肾衰竭常并发高血压、贫血、心力衰竭、心包炎、心肌病、水与电解质紊乱、酸碱平衡失调、肾性骨病、骨折、感染等。除以上各系统并发症外，慢性肾衰竭长期透析者还可并发铝中毒。

● 治疗慢性肾衰竭的要点是什么？

（1）治疗造成慢性肾衰竭的原因，如血液供应不足或有失血情况时，需给病人补充失去的体液；若有感染，需针对感染做进一步治疗。

（2）饮食控制。对慢性肾衰竭病人而言，其肾功能受到破坏，食物在吃进体内后，所产生的毒素及废物无法正常排出体外。因此，病人在饮食上就需特别注意，避免造成身体负担：①限制蛋白质的摄入量。②控制水分的摄取。需根据个人小便量或是透析时水的排出量，来决定水分摄取量的多少。③限制钾的摄取。体内钾的堆积会造成肌无力，严重者更会引起心律不齐，进而引起心力衰竭。④限制磷的摄取。体内过高的磷会造成钙质的流失，可以利用食物来协助控制血液中的磷含量，防止骨质疏松的产生。⑤限制钠的摄取。慢性肾衰竭病人体内若有过多的钠，会引起体内水分滞留，进而造成心、肺衰竭及加重肾衰竭的情况。

● 什么是尿毒症？

尿毒症不是一个独立的疾病，而是各种晚期的肾脏病共有的临床综合征，是慢性肾衰竭进入终末阶段时出现的一系列临床表现所组成的综合征。

● 什么是肾透析？

肾透析又称人工肾或洗肾，是一种有效治疗尿毒症的血液净化技术。可通过一个体外的仪器模拟肾脏功能，排出体内各种有害以及多余的代谢废物和过多的电解质，再将清洁的血液回输到人体内。

● "患了肾病就等于只剩半条命"是真的吗？

因为人的肾脏总重量才300克左右，肾组织一旦破坏就不能修复或再生，损坏过多，便会发生不可逆的肾衰竭。人们常说"患了肾病就等于只剩半条命"，这句话确实反映了肾脏病的难治性。如果未能对肾病进行有效治疗，很多病人都将进入终末期肾病，必须依赖肾脏替代治疗，即血液透析、腹膜透析，或肾脏移植来维持生命。然而，若能及早发现并积极治疗，多数肾病病人症状可得到缓解，病程延缓，并能重新回到正常的工作与生活中。

● 尿毒症病人的饮食应注意什么？

（1）以清淡为原则。

（2）低蛋白质饮食，避免大鱼大肉。

（3）控制食用高钾食物：玉米、大多数的豆类、奶制品、鱼、虾、蟹、水果干、久炖的肉汤都富含钾，应减少食用。蔬菜在烹调前用清水浸泡、沸水灼烫数分钟，可有效去除蔬菜中的钾。另外，避免食用低钠盐、无盐酱油、酱菜、浓缩的果汁、中药、浓茶等。

（4）避免高尿酸食物：如动物内脏、海鲜、小鱼干及豆类等。

（5）禁食以下水果：杨桃（绝不可食用）、芭乐、香瓜、哈密瓜、柳橙、香蕉、葡萄柚等。

● 如何预防慢性肾衰竭？

（1）一级预防：①预防能导致慢性肾衰竭的原发疾病，如预防感冒及各种感染；②积极锻炼身体，讲究卫生，预防泌尿道感染；③低盐低脂饮食，少食辛辣食物，防止高血压、动脉硬化的发生等。

（2）二级预防：积极治疗原发病，如肾小球肾炎、肾盂肾炎、高血压、糖尿病、痛风、前列腺疾病等。一般血压应控制在130/80毫米汞柱（mmHg）以下，空腹血糖浓度低于6.1毫摩尔/升（mmol/L），餐后血糖浓度低于9.0毫摩尔/升，以防止肾衰竭的发生。

（3）三级预防：一旦发生肾衰竭，需采取中西医结合方法防止病情进一步发展，提高病人的生存质量，延缓进入尿毒症透析时间。值得一提的是，不要乱用抗生素，特别是对肾脏有损害的药物，如庆大霉素、卡那霉素、链霉素等。有病要看医生，不要随便买药，长期服用。

● 什么是泌尿道结石？

由于人体中的某些物质成分不被人体所吸收，导致从体液中析出，形成晶体颗粒，医学上称这种颗粒为结石。当结石发生于泌尿道时，称之为泌尿道结石。

泌尿道结石又称尿石症，它包括肾结石、输尿管结石、膀胱和尿道结石。由于肾和输尿管的结石与膀胱和尿道的结石，在发病年龄、性别、病因及结石成分上有差别，在临床表现上也不同，因此将肾和输尿管结石合称为上泌尿道结石。

● 泌尿道结石有哪些症状？

（1）肾和输尿管结石：①阵阵刺痛，从腰部开始向大腿内侧腹股沟移动；②反胃并呕吐，多汗；③尿中带血。

（2）膀胱结石：表现为泌尿道刺激症状，如尿频、尿急和终末性排尿疼痛（快尿完时发生疼痛），尿流突然中断并且剧烈疼痛，改变体位后又能继续排尿或重复出现尿流中断现象。

（3）尿道结石：排尿时出现疼痛。前尿道结石疼痛局限在结石停留处，后尿道结石疼痛可引起男性阴茎头或会阴部疼痛。尿道结石常阻塞尿道引起排尿困难，表现为尿线变细，有时会出现血尿或脓尿。

● 晚餐太迟容易患泌尿道结石吗？

据国外专家研究结果，泌尿道结石与吃晚餐太晚有关。其原因是，泌尿道结石的主要成分是钙，而食物中含的钙除一部分通过肠壁被机体吸收利用外，多余的全部随尿排出。人排尿的高峰时间是饭后 3～5 小时。晚饭吃得晚，饭后人们一般不再活动，因而晚饭后产生的尿液全部留在泌尿道中，这样泌尿道中尿液的钙含量也就不断增加，久而久之，就形成了结石。

● 如何选择泌尿道结石的治疗方法？

治疗泌尿道结石的方法很多，比较先进的有体外冲击波碎石术、经皮肾镜取石、经尿道输尿管肾镜取石和传统的开放手术取石等。

如果病人经医院明确诊断已患泌尿道结石，当结石直径小于 4 毫米时，一般可以不做碎石治疗，多喝水、多运动可以帮助排出结石；对于直径大于 4 毫米而小于 6 毫米的结石，可先采用吃药治疗；再大一些的结石可在专科医生指导下，根据结石的位置等具体情况选择药物治疗（包括西药及中药）、体外冲击波碎石、输尿管肾镜取石或碎石术、经皮肾镜取石或碎石术以及手术切开取石等方法治疗。

● 怎样预防泌尿道结石或减少其复发？

（1）喝牛奶补钙：多喝牛奶可以减少在尿道中形成结石的可能性。

（2）减少单宁（鞣酸）的摄取：菠菜、浓茶、柿子等含单宁较多的食物要少吃。

（3）减少钠的摄取：饮食要清淡，罐头食品要尽量少吃。多吃含钾的食物，如香蕉等。

（4）减少肉类的摄取：少吃动物性蛋白质，可降低形成结石的机会。

（5）多喝水、多运动：多喝水可使尿中的盐类代谢加快，可以每天喝 3000 毫升（相当于两大瓶百事可乐）的水；多运动可减少骨钙流失，进而减少结石的产生。

● 什么是前列腺？

前列腺是男性特有的，具有内、外双重分泌功能的性分泌腺。前列腺分泌的激素称为前列腺素，分泌的前列腺液是构成精液的主要成分。

前列腺在阴茎的根部，包裹着输尿管。因此，前列腺如果增生肥大会压迫输尿管，引起小便不畅。

● 什么是前列腺增生？

前列腺增生是 50 岁以上男性的常见慢性疾病。前列腺增大后压迫了输尿管，最明显的症状就是晚上尿多，每次尿不干净。病人晚上休息不好，引起失眠、烦躁；后期前列腺不断增大，继续压迫输尿管，可引起尿道完全堵塞，尿完全排不出，可能损害肾脏功能。

前列腺增生是良性的，它是不会变成癌症的。

● 前列腺增生有哪些表现？ 如何治疗？

前列腺增生按病情发展分为三期：

第一期又称症状刺激期，主要有晚上尿多、排尿时间长、尿线变细等症状。第一期病情轻，多采用保守治疗。

第二期又称残余尿发生期，前面症状加重，同时出现排尿时需用力鼓肚子，感觉尿不干净，可突然发生尿不出来或感染的情况。第二期可先保守治疗，如治疗无效，应尽早手术。

第三期又称失代偿期或膀胱扩张尿闭期，出现尿不出来或尿失禁、肾衰竭等。第三期应尽快手术，保护肾脏功能。

● 前列腺手术会影响性功能吗？

前列腺增生到了第二期以后，一般都需要做手术切除增生肥大的前列腺，但是有些病人担心手术后会丧失性功能。前列腺手术可经尿道切除和经腹部开刀切除。经尿道切除前列腺比较简单，适用于病情较轻的病人，不会损伤阴茎的血管和神经，因此如果手术前性功能正常的人，手术后性功能还是正常的。但是，如果是经腹部手术的话，前列腺要全部切除，就会影响性功能，这种手术方法适用于严重的病人。因此，如果前列腺增生肥大到第二期的程度还是早做手术好，不然拖得越久，手术的损伤部位越大，最终可能会丧失性功能。

● 什么是前列腺炎？

前列腺炎是由多种原因和诱因引起前列腺的炎症，以及免疫系统和神经内分泌系统参与的错综复杂的病理变化，从而导致的以尿道刺激症状和慢性盆腔疼痛为主要临床表现的疾病。

● 前列腺炎有哪些症状？

（1）急性细菌性前列腺炎（Ⅰ型）：发病突然，有寒战和高热，尿频、尿急、尿痛，可发生排尿困难或急性尿潴留。前列腺肿胀、压痛、局部温度升高，表面光滑，形成脓肿则有饱满或波动感。

（2）慢性细菌性前列腺炎（Ⅱ型和Ⅲ型）：有尿频、尿急、尿痛，排尿时尿道不适或灼热感。排尿后和便后常有白色分泌物自尿道口流出。有时可有血精、会阴部疼痛、性功能障碍、精神神经症状。前列腺饱满、增大、质软、轻度压痛。病程长者，前列腺缩小、变硬、表面不完整，有小硬结。

（3）慢性非细菌性前列腺炎及前列腺痛（Ⅳ型）：临床表现类似慢性细菌性前列腺炎，但没有反复泌尿道感染病史。主要为泌尿道刺激症状和排尿困难症状，特别是慢性盆腔疼痛综合征的表现。某些病人的前列腺液中可培养出支原体、衣原体。

● **慢性前列腺炎跟前列腺增生症是一回事吗？**

慢性前列腺炎和前列腺增生症是两种性质完全不同的疾病，病因、病理各异，二者不存在必然的联系。慢性前列腺炎是指前列腺特异性和非特异性感染所致的慢性炎症，是中年男性最常见的疾病之一。前列腺增生症是一种前列腺明显增大而影响老年男性健康的常见病。

● **前列腺炎的易患人群有哪些？**

（1）白领族男人：白领做的主要是脑力劳动，并且经常加班、晚睡早起、睡眠不足、无法顾忌生活的规律性，饮食不科学且缺乏体育锻炼。不良的生活方式和行为习惯如吸烟、饮酒、久坐不动、滥用药物等易诱发前列腺炎。

（2）久坐男人：办公室工作的人、司机、会计等经常会久坐的男性，一旦坐下除非上厕所，否则轻易不走动。这种

"静态"生活方式易引起男性阴部充血，阴部血液循环受阻，倘若又喜欢吃辛辣食物、喝水少、经常憋尿就会引起前列腺炎。

（3）应酬族男人：从事销售、公关、领导的男性，经常由于工作的需要应酬。膳食不均衡，过度饮酒、吸烟容易引起前列腺充血，长此以往则会诱发前列腺炎。

● 前列腺病病人应注意什么？

（1）少食用辛辣刺激性的食品，节制烟酒，多吃蔬菜和水果。

（2）尽量少骑自行车，因自行车的坐凳会压迫尿道上段的前列腺部位。

（3）生活规律，起居有常，节制性生活，适当坚持体育锻炼，保持心情舒畅。

（4）养成用温水坐浴的习惯，促进阴部血液循环。

（5）积极治疗泌尿生殖系统疾病，防止前列腺病的复发和加重。

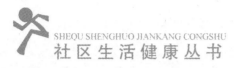

社区常见非传染性疾病的防治

代谢相关疾病篇

　　糖类、蛋白质和脂肪是人体必需的三大营养素，中老年人容易患的"三高症"中的高脂血症和糖尿病就是脂代谢和糖代谢发生异常造成的。高尿酸血症、甲状腺功能异常也属于代谢性疾病。本篇重点讲述与"吃"相关的代谢病，帮助大家建立良好的饮食习惯，拒绝"三高"，维护健康。

● 什么是代谢？

新陈代谢是人体生命活动的基础，包括物质的合成代谢和分解代谢两个过程。合成代谢是营养物质进入人体后，由简单的结构转换为人体自身的物质；分解代谢是体内的营养物质分解，产生能量。

● 什么是代谢病？

如果机体在合成和分解代谢中的某个步骤发生了障碍，就会引起代谢疾病。简单地说，代谢病就是机体的三大营养物质——糖类、蛋白质和脂肪在体内不能正常合成和分解而产生的疾病状态。比如，糖尿病是糖类、蛋白质、脂肪、水及电解代谢紊乱引起的，高脂血症是脂肪代谢不正常造成的，痛风是嘌呤代谢出问题引起的。

代谢病大致有两类，一类是先天性代谢缺陷，另一类是环境因素引起的。环境因素中最重要的是不合理的饮食习惯，所以又被称为"吃出来的病"。

● 什么是高脂血症？

高脂血症是指血浆中脂质浓度超过正常范围。由于血浆中脂质大部分与血浆中蛋白质结合，因此本病又称为高脂蛋白血症。血浆中脂质包括类脂质和脂肪。类脂质主要是磷脂、糖脂、固醇和类固醇；脂肪主要是三酰甘油（甘油三酯）。血浆中的胆固醇除来自食物外，人体的肝及大肠也能合成。当食物中摄入胆固醇过多或肝内合成过多，胆固醇排泄过少，胆管阻塞时，就会造成高胆固醇血症。

● 高脂血症有什么危害？

高脂血症最初是没有什么症状和体征的，经常是在其他疾病出现症状或进行健康体检时被发现。虽然高脂血症自身没有明显的症状，但它可能引起多种疾病，尤其可能加重心脑血管疾病，因此应该特别重视。高脂血症主要引起动脉粥样硬化，是中风、冠心病（尤其是心肌梗死）、心脏猝死的重要危险因素。高脂血症也是促进高血压、糖尿病的重要危险因素。高脂血症还可引起脂肪肝、肝硬化、胆石症、胰腺炎、眼底出血、失明、腿跛、高尿酸血症。

● 哪些人容易患高脂血症？

虽然高脂血症有很强的隐匿性，但可以通过一些表现及特点，发现容易患高脂血症的人。

（1）父母辈有高血压、糖尿病、动脉硬化症的人，也就是有家族史的人。

（2）有生活、精神、饮食方面问题的人，如饮食不当（过多摄入高热量、高胆固醇、高饱和脂肪酸类的食物）、肥胖、运动量不足、容易紧张、吸烟的人。

（3）患有高血压、糖尿病、冠心病、甲状腺功能减低症（简称甲减）、肾病综合征、阻塞性黄疸的人。女性在绝经前后也容易患高脂血症。

（4）经常吃避孕药的人。

● 高脂血症的治疗及病人饮食应注意什么？

高脂血症多数是因饮食不合理或由糖尿病、甲减等疾病引起的。治疗时应该强调以控制饮食和减轻体重为主，如果效果不好再考虑增加降血脂药。但长期服降血脂的药不良反应大，停药后血脂又会迅速上升，因此不能只依靠药物。

不管是否患有高脂血症，都应该注意饮食。

（1）少吃或不吃动物脂肪，如猪油、牛油等，最好吃植物油（菜子油、花生油、玉米油等）。

（2）多吃含不饱和脂肪酸的食物，如海鱼、豆腐、豆浆等。

（3）少吃或不吃使血压升高的食物，控制盐的摄入量，多吃钙、钾含量高的食物，如牛奶、水果等。

（4）多吃纤维素多的食物，主要是有叶的蔬菜。有些食品能降血脂，平时可以多吃一点，如玉米、燕麦、牛奶、洋葱、大蒜、菊花、大豆、木耳、生芹菜等。

● 吃保健品能降血脂和预防与血脂高相关的疾病吗？

目前，在市场上销售的大量保健品都宣称有降血脂的作用，有些是天然食物的提取物，有些是中成药。其中有降血脂效果的包括银杏叶提取物、深海鱼油、大豆磷脂酰胆碱（卵磷脂）、蒜素、月参素、红花提取物、茶多酚、低聚糖、蜂胶类等产品。但是，再好的保健品也不能完全预防高血脂和冠心病，必须合理饮食，并且建立良好的生活习惯，戒烟

社区常见非传染性疾病的防治

限酒，适量运动，保持良好心态，否则吃再多的保健品也是没有用的。

● 什么是胰岛素？

胰岛素是机体内唯一降低血糖的激素，也是唯一同时促进糖原、脂肪、蛋白质合成的激素。体内胰岛素分泌少了，会使血糖浓度升高，引起糖尿病；如果过多，又会引起低血糖，影响健康。因此，胰岛素在体内保持平衡，才能维持身体的健康。

● 什么是糖尿病？

糖尿病是一种代谢病，是由于身体内的胰岛素分泌不够或者细胞对胰岛素不敏感而造成的体内葡萄糖、蛋白质、脂肪和水等物质代谢不正常的综合性疾病。病人最初可表现出极度口渴，喝水多、尿多、吃得多，人却不断消瘦的"三多一少"症状。糖尿病可进一步引发全身各种严重的急、慢性并发症，特别是损害血管和神经。因为尿中含较多的葡萄糖，故称之为糖尿病。我国中医把这种病称为消渴症。

● 糖尿病主要有哪些类型？

糖尿病主要有 1 型糖尿病、2 型糖尿病和妊娠糖尿病三种类型。

1 型糖尿病又叫青年发病型糖尿病。这是因为它常常在35 岁以前发病，约占糖尿病的 10%。1 型糖尿病是依赖胰岛素治疗的，也就是说病人从发病开始就需要使用胰岛素治疗，并且终身使用。原因在于1型糖尿病病人体内胰腺产生胰岛素的细胞已经彻底损坏，从而完全失去了产生胰岛素的功能。在体内胰岛素绝对缺乏的情况下，就会引起血糖浓度持续升高，出现糖尿病。

2型糖尿病又称成人发病型糖尿病，多在35岁之后发病，约占糖尿病的90%。2型糖尿病病人体内产生胰岛素的能力并非完全丧失，有的病人体内胰岛素甚至产生过多，但胰岛素的作用效果却大打折扣，因此病人体内的胰岛素是一种相对缺乏。可以通过某些口服药物刺激体内胰岛素的分泌。但到后期仍有部分病人需要像1型糖尿病那样使用胰岛素治疗。

妊娠糖尿病见后述。

● 糖尿病可能引起的病变有哪些？

糖尿病是一种由代谢紊乱带来的全身性症状，因此临床症状比较复杂，包括代谢紊乱综合征、糖尿病慢性病变和感染综合征。

（1）代谢紊乱综合征：主要表现为"三多一少"的症状，青少年糖尿病病人容易出现这类症状；有的老年病人由于肥胖，并没有明显的感觉。

（2）糖尿病慢性病变：糖尿病会引起高血脂，因此和动脉血管粥样硬化有关，具体会引起冠心病（严重者心肌梗死）、脑血管病、肾动脉硬化、下肢动脉硬化；对肾脏损伤也很大，会引起蛋白尿、水肿甚至尿毒症；眼部的小血管发生病变，会引起失明；神经病变可能引起疼痛、感觉异常、

代谢相关疾病篇

社区常见非传染性疾病的防治

胃肠不适、心律不齐、尿失禁以及阳痿等；皮肤容易发生感染，小腿部容易发生溃疡，且不容易愈合。

（3）感染综合征：糖尿病病人非常容易发生感染。皮肤上容易发生细菌、真菌（癣）感染，结核病也是常见的感染症之一。

● 如何早期发现糖尿病？

糖尿病的典型症状是"三多一少"，但很多病人没有明显的症状。不过有些症状可以帮助我们早期发现糖尿病。

（1）饭量增加，但体重减轻，尤其是原来的肥胖者。

（2）皮肤瘙痒，特别是妇女会感觉外阴奇痒难忍。

（3）吃饭后很快（2～3 小时）就感觉饿，并有手抖、心慌、出冷汗等反应性低血糖表现。

（4）手足肢端麻木、感觉异常，或下肢疼痛、行走困难。

（5）尿有异味、泡沫很多。足部轻微损伤后久治不愈。

（6）反复泌尿系统感染，阳痿。

（7）反复生疖疮或口腔发炎等。

出现上述一项以上表现者应及时检查血糖浓度。

● 什么人容易患糖尿病？

总的说来，糖尿病的原因还不清楚。但不管是 1 型糖尿病还是 2 型糖尿病，肥胖的人更容易患此病，尤其是腰腹部、臀部肥胖的人。另外，糖尿病有遗传性，患糖尿病的人，后代患糖尿病的可能性比较大。

● 什么是妊娠糖尿病？

原本没有糖尿病的妇女，在怀孕期间发生血糖浓度升高，达到糖尿病的诊断标准，就称为妊娠糖尿病。100 名孕妇可能有 1～5 名患妊娠糖尿病。妊娠糖尿病多数出现在怀孕 5～7 个月。如果没有很好地治疗，可能引起巨大胎儿、胎儿先天性畸形、新生儿血糖过低及呼吸窘迫综合征、死胎、羊水过多、早产，以及孕妇泌尿道感染、头痛等，因此怀孕期间检查是否有糖尿病是很重要的。检查的时间是怀孕 5～7 个月（孕周 20～28 周）时，抽血检查就能发现。

妊娠糖尿病孕妇有可能在下次怀孕时再发生，如果再次怀孕应及早告诉医生并做检验。

● 妊娠糖尿病能恢复吗？

分娩结束后，多数病人会恢复正常，糖尿病症状消失。约有 20% 的病人产后数年或数十年发展为 2 型糖尿病。

● 糖尿病怎么治疗？

糖尿病一旦确诊，应该尽早治疗，并要坚持长期治疗，治疗措施要根据个人的情况制订方案。基本的治疗措施包括：

（1）适当的体力锻炼，不吸烟，不喝烈性酒，讲究卫生，预防感染。

（2）饮食治疗。无论哪型糖尿病病人都要坚持饮食治疗。糖尿病病人的食谱需要严格计算每日的总热量消耗量，再根据糖类 50％、蛋白质 15％～20％、脂肪 30％～35％的比例分配，然后再根据三餐热量分配 1：2：2 或 1：1：1 算成每顿要吃的食物量。具体该怎么吃可在专门的营养医生指导下配餐。

（3）药物治疗。对 1 型糖尿病病人，一旦发现必须立即开始注射胰岛素治疗。对 2 型糖尿病病人，可以先通过体力锻炼和饮食治疗，观察几个月，有些病人血糖浓度能控制到正常水平；如果血糖浓度没能控制好，再加用降血糖药或直接用胰岛素治疗。

● 糖尿病病人饮食要注意什么？

（1）米、面等主食要限量。这些食品的主要成分是淀粉，在体内可转换为葡萄糖，因此要限量。

（2）禁止吃甜食和糖果。因为葡萄糖、蔗糖消化吸收快，吃后将使血糖浓度升高。

（3）吃一些蔬菜、麦麸、燕麦片、荞麦面、玉米渣、绿豆、海带等含有较多膳食纤维的食品，可以帮助降血脂。

（4）适量吃奶、蛋、瘦肉、鱼、虾、豆制品等含优质蛋白质的食物。

（5）控制脂肪摄入量，可用植物油如豆油、花生油、芝麻油、菜子油等含多不饱和脂肪酸的油脂。

（6）适当控制胆固醇高的食物，如动物肝、肾、脑等。鸡蛋含胆固醇也很丰富，应每日吃一个或隔日吃一个为宜。

（7）不能多喝酒。

（8）控制摄入油炸食品、粉条、薯类食品及水果。但不是不吃薯类和水果，应学会自行掌握各种食品交换吃的方法，这样才能够达到平衡营养。

现在市场上经常可以看到"无糖食品"、"低糖食品"等。有些病人在食用这些食品后，不但没有好转，反而血糖浓度上升。这是由于人们对"低糖"和"无糖"的误解。认为这些食品不含糖，而放松对饮食的控制，致使部分病人无限制地摄入这类食品，使血糖浓度升高。事实上，"低糖食品"是指食品中蔗糖含量低，而"无糖食品"指的是食品中不含蔗糖。但是，这些食品如果是糖类（碳水化合物，如饼干等）食品，仍然会在体内代谢成葡萄糖而被人体吸收，所以也应控制吃这类食品。

● 患了糖尿病怎么办？

虽然糖尿病不能完全治好，但是通过病人的自我管理和医务人员的规范治疗，可以减少或预防糖尿病的并发症，病人可以像正常人一样生活。糖尿病病人的自我管理包括以下内容：

（1）坚持锻炼、饮食治疗和药物治疗相结合的综合治疗。

（2）用血糖计自己检测血糖，每3个月到医院查一次糖化血红蛋白，看看血糖浓度控制的情况。

（3）每年做一次全面体检，看有没有出现并发症，以便于及早治疗并发症。

社区常见非传染性疾病的防治

● 什么是尿酸和高尿酸血症？

人体的细胞死亡后，细胞内的核酸会分解并转变为嘌呤。一些含嘌呤多的食物，比如动物内脏和海鲜等在体内消化的过程中也会产生嘌呤。嘌呤在肝脏中合成为尿酸，然后经过肾脏随尿液排出体外。因此，尿酸是人体的"废弃物"。高尿酸血症就是血液中的尿酸浓度超出了正常范围。

● 高尿酸血症病人都会患痛风吗？

痛风病人几乎都有高尿酸血症，但是，高尿酸血症者只有很少部分的人（5%～10%）会患痛风。另外，尿酸暂时增高的原因还包括吃了高热量、高嘌呤的饮食，饥饿及饮酒，服用利尿剂、阿司匹林药物等，一旦不吃这些药物或食物了，尿酸就会恢复正常。因此，发现自己尿酸高，要多检查几次，明确是否是高尿酸血症。就算是也不需要过分紧张，通过控制饮食和药物治疗可以预防痛风的发生。

● 哪些人容易患痛风？

随着生活越来越富裕，痛风已经不再是老年人的专利了，中青年人发病也开始多起来。这主要是与饮食不合理有关，如喜欢喝啤酒、喜欢吃大鱼大肉或吃海鲜。这样都可能引起尿酸升高，因此有不良生活习惯的人是患这种病的危险人群。如果已经发现尿酸升高，就要在饮食上注意控制，避免出现痛风症。

● 痛风有什么症状？

痛风是终身性疾病，它的病情发展全过程可以分为以下三期：

（1）无症状期：又称痛风前期，在这一期病人没有临床症状，仅表现为血尿酸升高。

（2）急、慢性关节炎期：开始时突出的症状是急性痛风性关节炎的发作，多数是大踇趾的第一脚趾关节疼痛，关节红、肿、热、痛明显，甚至不能行走。急性关节炎可恢复正常。急性关节炎没有很好治疗的病人后期关节炎会反复发作，疼痛持续时间长并且越来越痛，关节疼痛的部位也发展到全身。这一时期可以看到皮肤上有小结石（痛风石），在耳朵、脚趾和指间出现。但没有肾脏病变如尿酸性肾病及肾结石的形成，肾功能正常。

中老年人出现了不明原因的明显脚部关节痛时需要到医院去就诊。此时若及时治疗可以防治痛风继续发展引起肾脏病变。

（3）肾病变期：出现明显的关节畸形及功能障碍，皮下痛风石数量增多。尿酸性肾病及肾结石有所发展，出现尿变浑浊、下肢水肿等肾功能明显减退的症状。严重的还会出现尿毒症。

● 痛风关节炎怎么治疗？

（1）急性发作时应注意卧床休息，进行局部冷敷。

（2）不吃肝、肾、黄豆芽和海鲜等嘌呤含量多的食品，

社区常见非传染性疾病的防治

不喝炖肉的汤（但可以吃肉），多喝水，每天至少 6 大杯（2000 毫升），帮助随尿排出尿酸。不喝酒，特别是啤酒。

（3）禁止服用维生素 B_{12} 和磺胺类药物。

（4）服用药物治疗。

● 如何治疗痛风？

痛风属于代谢系统的疾病，一般来说不可能完全治愈，但是可以通过饮食和药物治疗控制病情的发展。因此，痛风的治疗包括两个方面，一是防止痛风关节炎发作，二是预防肾脏结石和肾病。

● 什么是甲状腺激素？

甲状腺激素是人体甲状腺分泌的一种非常重要的激素，它的作用是促进一般组织代谢和身体发育。甲状腺激素分泌必须保持平衡，分泌过多会引起机体新陈代谢过度（机体消耗过大），也就是甲亢；分泌过少，又会影响身体的正常功能，称为甲减。如果婴儿出现甲减，则会影响其长高，发育很慢，智力也会受影响。

● 什么是甲亢？

甲亢是甲状腺功能亢进症的简称，是甲状腺激素分泌过多所引起的一类疾病。甲亢的分类很多，如甲状腺性甲亢、垂体性甲亢，有些肿瘤也会引起甲亢；还有一些病人只在血液中甲状腺激素增加，但甲状腺是正常的。不管什么分类，甲亢都是因甲状腺激素增多而引起的人体代谢过度，同时会影响神经和心血管的健康。

● 甲亢病人一定有突眼吗？

由甲状腺长大引起的甲亢，称为弥漫性甲状腺肿伴甲亢，也称 Graves 病。这种甲亢病人的眼睛会明显突出，是最常见的一种甲亢。这种病人中 20～40 岁的女性占多数。但是其他原因引起的甲亢不一定有突眼的表现。

● 甲亢病人有什么表现？

临床上甲亢病人主要表现为：心慌、心动过速、怕热、多汗、多食而消瘦、疲乏无力及情绪易激动、容易发脾气、失眠、手颤抖、甲状腺肿大等。女性可有月经失调甚至闭经，男性可有阳痿或乳房发育等。

甲亢有时会引起眼部改变，一类是良性突眼，病人眼球突出；另一类是恶性突眼，可以由良性突眼转变而成。恶性突眼病人常有怕光、怕风、流泪、重影、视力减退、眼部肿痛、刺痛，眼睛不能完全闭上，结膜、角膜外露而引起充血、水肿、角膜溃烂等，甚至失明。

● 什么是甲状腺危象？

甲状腺危象是甲亢急性加重的表现，可能由感染、手术、放射性碘治疗、创伤、严重的药物反应、心肌梗死等引起。表现为原有的甲亢症状加重，包括高热（39 摄氏度以上）、心脏搏动加速（心率达 140～240 次/分）、心悸、烦躁不安、呼吸急促、大汗淋漓、厌食、恶心、呕吐、腹泻等；

社区常见非传染性疾病的防治

严重者出现虚脱、休克、嗜睡、谵妄、昏迷，部分病人甚至出现心力衰竭、肺水肿而死亡。

● 甲亢的治疗方法有哪些？

甲亢是甲状腺激素过多所致的常见内分泌疾病，其治疗方法有药物、手术、放射性碘（^{131}I）治疗。其中最常用的是药物治疗。在治疗中，应注意药物如甲巯咪唑（他巴唑）或丙硫氧嘧啶常见的不良反应，如白细胞减少、粒细胞缺乏、皮肤瘙痒或皮疹，少数有肝脏损害。因此，在服药后应定期复查白细胞计数。另外，在治疗过程中，病人应定期到医院复查甲状腺功能，在医生的指导下调整药物，避免发生甲减。

放射性碘治疗一般适用于 45 岁以上超过生育年龄的病人。^{131}I 是有放射性的，在治疗后几天内避免去公共场所、不与其他人密切接触。孕妇不能用放射性碘治疗。

● 甲亢病人饮食要注意什么？

甲亢是消耗性疾病。病人不能劳累，饮食上以清淡为主，多吃含维生素高的蔬菜、水果及含蛋白质较多的瘦肉、鸡肉、鸡蛋、淡水鱼等。蔬菜、水果中的甘蓝、白花椰菜、芥末叶、桃、梨、大豆、菠菜等能控制甲状腺激素合成，可以多吃一点。

特别重要的是，甲亢病人应避免吃海产品，如海带、紫菜、海鱼等含碘食物，还要禁止吃含碘的中药如海藻、昆布等。病人应食用无碘盐，如为加碘盐应将其经高温炒一段时间，让碘挥发后食用。此外，咖啡、茶、酒等刺激性食品也不能喝。

● 甲亢病人能怀孕吗？

没有治好的甲亢病人如果怀孕，会发生流产、畸胎或死胎；在用抗甲状腺药物治疗的过程中，如果用药不当，可以使胎儿发生甲减，发育不正常。因此，妇女在患病和治疗期间不适合怀孕。但是，完全治好甲亢后，半年不复发者就可怀孕，同样可以生下健康子女。

● 甲亢病人需要长期吃药吗？

甲亢是慢性代谢性疾病，治疗不是一两天的事情，某些病人自觉症状改善后，就自己停药，这样容易复发。因此，用药不能见好就收，需应用较长时间的维持量，疗程一般需要两年左右。治好后不需要再吃药了。

● 甲亢会遗传吗？

只有突眼症的甲亢有一定的遗传性，而其他类型的甲亢一般认为与遗传无明显的关系。

● 什么是甲减？

甲减是甲状腺功能减低症的简称，是指甲状腺激素分泌减少，血液中的甲状腺激素浓度降低，不能维持机体的正常功能。

甲减的主要特征与甲亢相反，表现为没有精神、容易疲

社区常见非传染性疾病的防治

劳、怕冷、出汗减少、睡眠增加、反应迟钝，随后还出现水肿，尤其是眼周围水肿。

● 哪些人容易患甲减？

甲减可能出现在以下三类人中：一是先前患甲亢的人，经过放射性碘（^{131}I）或手术切除甲状腺治疗后，容易出现甲减；二是甲状腺本身发育不好的人；三是居住在碘缺乏地区的居民。

碘是甲状腺激素合成必需的元素。甲减是由长期缺碘所引起的，一般属于地方病。也就是说，在一个比较大的区域内，因土壤、食物和水中的碘不足，影响到人体甲状腺激素的合成。在这个区域内的人都有可能出现碘缺乏引起的甲减。典型的表现就是成年人的"大脖子病"，又叫做地方性甲状腺肿。小孩则会出现先天性甲状腺功能减低症（呆小症、克汀病）。

● 甲减对儿童有什么危害？

甲状腺激素是人的智力和生长发育必需的激素，因此甲减对孩子的智力和体格发育影响很大。如果母亲在怀孕期间患了甲减，会生出呆傻儿（克汀病）。儿童生长期患了甲减则会比同龄儿童个子长得慢，智力发育滞后，还可能出现聋哑。

● 怎么预防由于碘缺乏引起的甲减？

由碘缺乏引起的甲状腺功能减低症，称为地方性甲状腺肿。对其最有效的预防方法就是补碘。我国已经规定食盐必须加碘。这项措施非常有效地控制了绝大多数地区碘缺乏症的流行。另外，还有服用碘油，主要针对碘盐难以推广的边远地区，主要对孕妇和2岁以下婴幼儿补碘。

碘盐虽然是很有效的，但碘是遇热就容易挥发的物质，因此在做菜时碘盐一定不能在油锅热的时候加，只能在菜熟起锅的时候加，否则起不到补碘的作用。

● 怎样发现孩子患了甲减？

（1）婴儿期：婴儿在出生后数周内，如果不好哭闹、吃奶不主动、哭声嘶哑、腹胀、便秘、皮肤有增厚的感觉，这时家长要想到孩子是否患了甲减，应该及时带孩子到医院诊断、治疗。

（2）儿童期：孩子表情呆傻，鼻扁宽、鼻梁下陷，两眼距离远，嘴唇厚并向前突出，舌头增大，声音嘶哑，牙齿不长或稀少，个子不长或长得很慢，智力发育极差，不能上学，稍为复杂一点的事就不能做。对这种小孩要想到患了甲减的可能性，应带孩子到医院就诊。

● 甲减的治疗方法有哪些？

目前，治疗甲减的方法主要是甲状腺激素替代疗法，另外在缺碘地区开展补碘。

● 甲减妇女能怀孕吗？

甲减妇女甲状腺功能差，会影响到胎儿的生长发育，尤其是智力发育，因此不主张妇女在甲减没治好的时候怀孕。但如果治好半年后妇女恢复正常了，还是可以怀孕生子的。如果是碘缺乏地区，妇女怀孕时要加强补碘，可以服用碘油。

● 甲减能治好吗？

如果是胎儿期出现的甲减，出生后是呆小病的孩子，治疗基本是没有效果的。如果孩子是出生后因甲状腺发育不良，或者是因切除了甲状腺引起的甲减，需要长期服药。如果是药物引起的暂时性甲减是可以治好的，不需要终身服药。

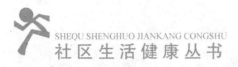
骨关节疾病篇

永远保持健康的骨骼、优美的身姿是人们的美好愿望。但是，随着年龄的增长，钙逐渐流失，连接关节的韧带老化，不可避免地会出现骨关节退行性疾病。本篇重点讲解与老龄化有关的骨关节疾病。

● 什么是骨关节病？

骨关节病是骨质疾病和关节疾病的总称。由于骨和关节支撑着我们身体的全部重量，还要完成各项动作，因此骨关节的疾病通常会影响身体的运动功能，严重的还会引起瘫痪。常见的骨关节病有风湿性关节炎、类风湿关节炎，各关节的骨质增生、疏松，颈椎病，腰椎间盘突出，股骨头坏死，肩周炎等。

● 风湿性关节炎有哪些表现？

风湿性关节炎是由风湿因子造成的骨关节发炎，表现为发病前有"感冒"病状，关节有红、肿、痛症状；关节痛可以恢复，关节不会变形。这是和类风湿关节炎最大的区别。另外，风湿性关节炎通常是风湿热的一种表现，还会有心脏病变、神经系统症状等，常常在儿童和青少年时期就发病。

● 类风湿关节炎有哪些表现？

类风湿关节炎有风湿性关节炎"红、肿、痛"的症状。但与之不同的是，类风湿关节炎会损伤手、脚的小关节，两边的手、脚会同时变形，受累的关节出现疼痛、肿胀、压痛、僵硬等不适。关节的功能受影响，较轻的病人在穿针、系纽扣等时会出现困难；严重的病人不能完成日常动作如洗脸、穿衣等活动，生存质量明显下降；晚期病人关节变形严重，不能活动，丧失劳动能力，最常见的畸形是手掌呈"天鹅颈"样。

● 类风湿关节炎的病因是什么？

类风湿关节炎是一种全身性疾病，除了关节炎和关节畸形外，也会损伤内脏。感染、心血管和肾脏疾病是造成病人死亡的主要原因。总的说来，类风湿关节炎的病因还不清楚，可能的病因有：

（1）感染性因素：但究竟是什么病原体感染还不明确。

（2）内分泌性因素：由于应用激素能缓解和控制病情，因此推断内分泌可能与疾病有关。

（3）遗传性因素：类风湿关节炎有一定的家族聚集性，可能与遗传有关。但是，这种遗传性还要受到综合因素的影响。

● 类风湿关节炎能预防吗？

由于类风湿关节炎的病因不清楚，因此严格意义上讲没有预防此病发生的措施，只能在患病后通过治疗和休息预防类风湿关节炎的急性发作。

● 类风湿关节炎如何治疗？

类风湿关节炎的治疗可分为一般治疗、药物治疗和手术治疗。

（1）一般治疗：当病人有明显发热和关节疼痛时，应卧床休息；症状缓解后适当运动和做理疗。

（2）药物治疗：包括对症的消炎镇痛治疗；使用改变病情的药物，常用的有青霉胺、雷公藤，如果没有效果可考虑用免疫制剂。

（3）手术治疗：对晚期病人可做关节成形术或人工关节置换，可以减少疼痛、矫正畸形。

● 患类风湿关节炎应注意什么？

类风湿关节炎病人主要是手、脚关节变形，影响病人的劳动和生活自理能力。因此，在日常生活中应给他们提供方便，创造条件，帮助他们恢复生活能力。

（1）为病人选择衣服的标准应该是舒适、轻巧和容易穿、脱。

（2）没有必须禁忌的食物，病人吃什么或喝什么都不会影响关节炎。

（3）应注意营养全面、均衡，新鲜蔬菜和水果等不能缺少。另外，还应注意不要发胖，避免增加关节的负担。

（4）避免居住在潮湿、阴冷的地方。生活环境的各种设施要方便病人使用。

（5）让病人从事其力所能及的工作和家务，以增强病人的自信心和自理能力。

● 什么是骨质增生症？

骨质增生症又称为增生性骨关节炎、骨关节炎、退行性关节病等，是由于关节的组成部分变性、退化破坏了骨，继而引发骨质增生导致关节变形的疾病。骨质增生症病人承受重物时，常会出现关节疼痛。

● 引起骨质增生的原因有哪些？

骨质增生与年龄增长、职业、性别、姿势不良、缺钙等多种因素有关，多发生于 45 岁以上的中老年人，男性多于女性。腰部活动频繁的重体力劳动者及运动员是骨质增生的易发人群。

● 骨质增生的症状有哪些？

骨质增生因发生的位置不同，相应出现的症状也会有差异。常见位置骨质增生的症状如下：

（1）颈椎骨质增生：颈部有僵硬的感觉、不能自如地活动、活动时有弹响声，疼痛常向肩部和上肢放射，手和手指有麻木、触电样感觉，症状因颈部活动而加重。

（2）腰椎骨质增生：临床上常出现腰椎及腰部软组织酸痛、胀痛、僵硬与疲乏感，甚至弯腰受限。若压迫邻近的神经，可引起疼痛、麻木等症状。

（3）膝关节骨质增生：初期起病缓慢者膝关节疼痛不严重，可有持续性隐痛，气温降低时疼痛加重。合并风湿病者关节红肿、畸形，功能受限，伸屈活动有弹响声。

（4）脚跟骨质增生：脚跟压痛，脚底疼痛，走路时脚跟不敢用，有石硌、针刺的感觉，活动开后症状减轻。跟骨部位长骨刺，多见于中老年人。

● 骨质增生如何治疗？

骨质增生一般不能根治，但可以根据病情轻重选择非药物治疗、药物治疗、手术治疗。对轻度病人可进行关节保健，减少关节负荷，劳逸适当。对伴有疼痛的病人可选择药物治疗。对重度病人可选择关节镜微创手术，可保存自身关节，清除软骨残渣、炎性滑膜组织、游离体及其他致痛因子，手术切口小（约0.5厘米长）。

● 什么是骨质疏松症？

骨质疏松症是骨量减少、骨变脆的一种全身性骨骼疾病。引起骨质疏松的主要原因是缺钙、疾病（如长期腹泻、糖尿病、甲状腺功能亢进、甲状旁腺功能亢进、类风湿关节炎、肾病和肝病等）。

● 骨质疏松的症状有哪些？

（1）疼痛。以腰背疼痛为主，久站或走疼痛加重，仰卧或坐疼痛减轻。

（2）变矮和驼背，这是老年人骨质疏松的重要表现之一。

（3）骨质疏松最严重的后果是骨折。髋部、胸腰椎、手腕、脚踝部容易骨折，其中尤以髋部骨折最为严重。由于骨折后必须卧床，故容易发生肺炎、静脉炎、泌尿系统感染及心脑血管异常，且病人生活不能自理。

● 老年女性为什么容易出现骨质疏松？

女性在绝经后，雌激素减少，骨转换过程加强，造成骨量丢失严重，因此容易发生骨质疏松。换句话说，对于女性，雌激素是维持其骨量的重要因素。

● 老年人如何预防和治疗骨质疏松？

预防骨质疏松要从中青年时期开始，多参加户外活动，吃含钙和含维生素 D 丰富的食物。含钙高的食物有牛奶、乳制品、大豆、豆制品、芝麻酱、海带、虾皮等。富含维生素 D 的食物有禽、蛋、肝、鱼肝油等。

妇女绝经后，可适当补充小剂量维生素 D 和钙剂，并定期测量骨质状况。若出现明显骨质疏松，可予以小剂量雌激素治疗。

● 老年人是不是应多补钙？

许多老年人误认为，钙补得越多，吸收得也越多，形成的骨骼就越多。其实年龄在 60 岁以上的老年人，每天只需要摄取 800 毫克的钙。如果血液中钙含量过高，可导致高钙血症，并会引起并发症，如肾结石、血管钙化等，危害老年人身体健康。

● 骨质疏松症病人怎么预防骨折？

骨质疏松症最严重的后果是骨折，由于骨折后必须要卧床，故容易发生肺炎、静脉炎、泌尿系统感染及心脑血管异常，且病人生活不能自理。因此，骨质疏松症病人预防骨折很重要。

（1）运动改善身体平衡，增强体力。

（2）走路时小心。选用合适的鞋子，路况不好更要当心。

（3）了解药物的不良反应。注意自己所服用的药物是否可能导致头晕或失去平衡而摔跤，导致骨折。

（4）保持家居环境明亮。老年人视力下降，天黑的时候家居环境明亮易于辨认，可防止摔倒。

（5）检查家居环境的安全性。房子应清洁、防滑。

（6）注意身体状况。老年人容易疾病缠身，影响体力和器官功能，会增加摔倒风险。

● 什么是腰椎间盘突出症？

腰椎间盘突出症俗称"腰突症"，是由于腰椎间盘变性，纤维环破裂，髓核突出刺激或压迫神经根、马尾神经所表现出来的一系列临床症状和体征。

● 腰椎间盘突出症的症状有哪些？

腰椎间盘突出症最早的症状有腰部疼痛和下肢放射痛，腰腿痛在外伤、劳累和受寒后容易发作，每次时间为 2～3 周，可以逐渐缓解。此外，腰椎间盘突出症的典型症状还有腰部活动受限、脊柱侧凸、跛行、感觉麻木。

● 引起腰椎间盘突出症的原因有哪些？

引起腰椎间盘突出症的基本因素是椎间盘随年龄增长而发生退行性改变，但有一些诱发因素：

（1）年龄因素：腰椎间盘突出症的好发年龄在 30～50 岁。

（2）身高与性别：身材过高也会易发腰椎间盘突出症。男性发病率是女性的 5 倍。

（3）腹压增加：如剧烈的咳嗽、喷嚏、屏气、用力排便等可使腹压增高，诱发腰椎间盘突出。

（4）不良体位：如长期处于某一体位不变，即可导致累积性损伤。

（5）职业因素：重体力劳动者发病率最高。汽车驾驶员由于长期处于颠簸和振动状态，椎间盘承受的压力大且反复变化，也易诱发椎间盘突出。

（6）受寒受湿：寒冷或潮湿可引起小血管收缩、肌肉痉挛，使椎间盘的压力增加，可能造成有退行性改变的椎间盘破裂。

● 如何治疗腰椎间盘突出症？

（1）睡硬板床，急性腰椎间盘突出症病人至少卧床 3 周，症状缓解后戴腰围，尽量避免弯腰。

（2）骨盆牵引，休息时戴腰围。

（3）理疗按摩，减轻椎间盘的压力。

（4）硬脊膜外注射皮质类固醇，可以消炎镇痛。

（5）核髓化学溶解法，可解除对神经根的压迫，缓解症状，但是有一定的不良反应。

（6）经皮穿刺椎间盘摘除术、经皮激光椎间盘减压术，可降低椎间盘内压，缓解症状。

（7）手术治疗。

● 什么是颈椎病？

简单地说，颈椎病就是颈部的颈椎骨、关节、周围的韧带（俗称筋）和肌肉发生了不易恢复的损伤，压迫了颈部的神经、动脉后出现头痛、头晕、耳鸣、恶心、颈部发硬、颈肩疼痛、手指发麻等症状，有的人还会感觉到脸部和身上有蚂蚁爬。如果脑部的动脉被压迫得厉害，病人还会有头部缺血性眩晕症状，严重的不能起床、不能睁眼、恶心、呕吐，称之为椎动脉缺血症。

● 哪些人容易得颈椎病？

一般说来，颈椎病是长期劳损的结果，因此过去常常是老年人患病的人多。从职业来说，长期伏案工作的人，如从事刺绣、缝纫、微机操作、打字、编辑、雕刻、写作等工作的人发病率很高，在这一群人中 20 多岁的人都可能发病。因此，应该特别注意颈部的保健，推迟发病的年龄。

● 颈椎病在症状较轻的时候如何治疗？

（1）改善与调整睡眠状态。注意改善与调整颈椎在睡眠中的体位及枕头的软硬、高低等，可起到预防及治疗作用。

（2）纠正和改善工作中的不良习惯性姿势。伏案工作的人员应定期或及时纠正头、颈部的不良体位；工作半小时后，应起身活动，并做一些颈部保健操。还应注意改变自己不良的读书、写字或工作的姿势。

（3）颈椎牵引治疗。出现了颈椎病症状，并有颈椎变形的病人，可通过牵引改善神经、血管受压迫的情况。牵引可用市面出售的或自制的四头带进行牵引，可坐着或睡着，牵引重量一般为 1.5～6 公斤，可根据情况自己选择；牵引时注意颈部和身体站立的方向一致，不要扭转。牵引要在医生的指导下进行，不可超过身体的承受范围。

● 用推拿按摩治疗颈椎病时应注意什么？

推拿按摩可以有效缓解颈椎病的症状。但需要注意的是，由于颈椎病的病因复杂，颈椎有十分重要的神经和血管，因此，推拿按摩医生要具备颈椎的知识和熟练的手法。而颈椎病病人大多数年龄大，往往还有动脉硬化、骨质增生、韧带弹性下降、骨化等疾病，如果推拿力度或手法不当会引起神经、血管损伤，严重的还会引起昏倒甚至瘫痪等后遗症。因此，做按摩治疗一定要选择正规的医疗机构，或有专业资质的按摩保健机构。

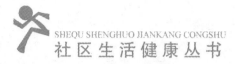
恶性肿瘤篇

　　恶性肿瘤俗称"癌"。患了癌，医生常告知有多少机会能活下来，治疗的过程又常常是难以忍受的。幸好，癌的发生并不是不可避免的——经过控烟、推行合理膳食和适量运动的健康生活方式，控制环境污染，预防感染等措施，可以降低40%常见癌的发病率。另外，通过规律的特定项目体检，可以发现多数常见癌的早期病变，及早进行治疗可以取得理想的治疗效果。因此，对癌症的控制重在预防。本篇重点讲解常见恶性肿瘤的预防措施和常规体检（筛查）的项目和流程。

● 什么是恶性肿瘤？

恶性肿瘤是一大类疾病的统称，主要的疾病改变是身体的各种器官长出了不正常的细胞，这种细胞不断地增长再加上有丰富的血管供应养分，形成不正常的增生组织，被称为肿瘤。老百姓又称此为"包块"。当然不是所有的包块都是恶性的，只有那些不断长大、对周围正常组织有侵害的，并能够随着血液或淋巴转移到其他器官的才是恶性肿瘤。比如肺癌、肝癌都有这个特点。而那些只在一个器官上生长、不会转移、也不影响周围正常组织的，就称为良性肿瘤，比如子宫肌瘤。

● 恶性肿瘤是怎么命名的？

恶性肿瘤细胞最早生长在什么器官就叫什么癌，如长在肺部的叫肺癌，长在肝脏的叫肝癌，长在子宫颈的叫宫颈癌。还有几种叫法也属于恶性肿瘤，如长在骨和肌肉上的一般叫"肉瘤"，长在淋巴结上的叫"淋巴瘤"；白血病也是一种恶性肿瘤，血液里有不正常的白细胞，但这种恶性细胞不会聚集在一起形成包块，因此白血病属于液体恶性肿瘤。

● 我国常见的恶性肿瘤有哪些？

我国常见的肿瘤有肺癌、肝癌、胃癌、食管癌、结肠癌、直肠癌、乳腺癌、白血病、宫颈癌、鼻咽癌、膀胱癌。近 20 年来，呈上升趋势的主要恶性肿瘤是肺癌、乳腺癌和白血病，呈下降趋势的主要恶性肿瘤是宫颈癌、鼻咽癌和食管癌。

● 恶性肿瘤有哪些特点和危害？

（1）肿瘤不断生长，压迫和损坏正常组织，严重影响器官的生理功能。

（2）恶性肿瘤容易转移，影响全身器官的正常功能。

（3）多器官转移的结果会使多个器官衰竭，致人死亡。

● 什么是恶病质？

恶病质也叫恶液质或恶病体质，是恶性肿瘤晚期病人极度衰竭的一种表现。病人表现为极度消瘦，眼窝深陷，皮肤干燥、松弛，肋骨外露，舟状腹，也就是人们形容的"皮包骨头"的状态。

● 身体哪些表现可能与恶性肿瘤有关？

（1）乳腺、皮肤、舌或身体其他部位有可触及的或不消失的肿块。

（2）疣（赘瘤）或黑痣有明显变化，如颜色加深、迅速增大、瘙痒、脱毛、渗液、溃烂、出血。

（3）持续性消化不良。

（4）吞咽食物时有哽噎感、疼痛、胸骨后闷胀不适、食管内异物感或上腹部疼痛。

（5）耳鸣、听力减退、鼻塞、鼻出血、鼻涕带血，耳前和颈部有肿块。

（6）女性经期不正常的大出血，经期外或绝经后不规则的阴道流血，同房后出血。

（7）持续性嘶哑、干咳、痰中带血、胸痛。

（8）原因不明的大便带血及黏液，或腹泻、便秘交替，原因不明的血尿。

（9）久治不愈的伤口、溃疡。

（10）原因不明的较长时间的体重减轻。

通过以上"自我识别症状"可及早发现恶性肿瘤。然而，很多恶性肿瘤在早期却是无任何症状的，出现症状时已是中晚期，因此最有效的恶性肿瘤早发现方法是参加规律的肿瘤筛查。肿瘤筛查不只是一次体检，而是按一定程序进行规律的复查。例如，女性在35岁后可每1～2年进行一次乳腺癌筛查；男性在50岁后可每1～2年进行一次前列腺癌筛查（详见附表2不同肿瘤的筛查方案）。

● 恶性肿瘤会遗传吗？

恶性肿瘤有一定的家族聚集性现象，可能与共同的生活方式和容易患癌的遗传性（又叫做遗传倾向）有关。但不是父母一辈患癌症，子女就一定患癌症，只是这部分人更要重视预防肿瘤。

● 患了恶性肿瘤怎么办？

当发现自己或家人患了恶性肿瘤后，一定要保持冷静和乐观的态度，弄清楚自己到底是处于哪一阶段的肿瘤，肿瘤长在什么位置，有没有转移。如果是早期发现，肿瘤的恶性程度较低，现代的医疗手段还是有很好的疗效的。因此，患

社区常见非传染性疾病的防治

了恶性肿瘤应注意下面几个方面：

（1）树立与肿瘤作斗争的勇气，克服精神压力和情绪低落。没有治疗时，尽可能按正常人的生活节奏生活。

（2）积极配合医生和护士的诊治，出院后定期复查。

（3）加强营养，多吃易消化、有营养的食品。

● 肿瘤的治疗方法有哪些？

肿瘤的常规治疗方法主要有手术切除、放射线治疗（简称放疗）和化学药物治疗（简称化疗）。具体的治疗方法要根据肿瘤的病情严重程度和肿瘤的类型来决定。但总的说来，对肿瘤治疗越早效果越好。在肿瘤还没有转移前治疗，可以大大提高治疗后的生存率和生存时间，所花的治疗费用也要少得多。

● 中药辅助治疗在肿瘤治疗中有些什么作用？

肿瘤的治疗虽然以西医为主，但中医中药在改善症状、提高病人的生存质量方面有其独特的作用。手术前的中药治疗，可以改善病人的一般营养状态和某些器官功能，为手术做好准备；术后的中药治疗，可以恢复体质，改善或减轻术后的某些不良反应。配合放、化疗的中药治疗，对增强肿瘤细胞对放射线的敏感性，预防和减轻放、化疗的不良反应和后遗症，巩固疗效和增强体质有一定的作用。

● 民间流传的偏方能治疗肿瘤吗？

在我国民间流传着一些治疗肿瘤的偏方，肿瘤病人及其家属应该慎重对待。根据病人的自身情况，向医生咨询，不要盲目使用，以免贻误治疗时机。

● 肿瘤病人的饮食应注意什么？

肿瘤病人由于本身疾病和放、化疗的不良反应，一般都会出现消化不良和食欲缺乏。但肿瘤对人的身体而言，本身就是消耗性的疾病，因此应该特别注意营养，这对恢复自身的免疫力和增加抗肿瘤的能力非常重要。总的说来，肿瘤病人的饮食要注意"三高一低"。"三高"就是易消化吸收的高蛋白质，如鱼、奶、蛋、瘦肉、鸡肉等；高糖类，也就是粮食主食类，这类食品可以直接提供身体所需的能量；高维生素，多吃水果、蔬菜以补充维生素，有助于恢复免疫力。"一低"是低脂肪。在口味上要注意清淡，不吃辛辣刺激性食物；烹调方式要尽量避免煎炸，用蒸、煮、炖的方式，不仅有利于保持营养素，而且也更容易消化。病人应该戒烟、酒，这样有利于恢复。

有人想通过少吃东西"饿死"肿瘤，这是非常不科学的。肿瘤本身比正常身体器官更容易获得营养物质，因此在肿瘤被"饿死"之前，正常器官就会因营养不良先被"饿死"。如果病人食欲不佳或吃东西困难，可以少吃多餐，一定要保证营养。

社区常见非传染性疾病的防治

● 哪些食物可以起到抗癌的作用？

饮食与肿瘤的关系十分密切，有些我们身边常见的食物还能起到防癌抗癌的功效：

（1）富含高纤维素的食物，如水果、绿叶菜、糙米、全麦面包和谷类食物等。

（2）十字花科类的植物，包括西兰花、卷心菜、椰菜花和芽甘蓝都是抗癌的食物，能预防胃癌、乳腺癌、肠癌。

（3）富含维生素 A 的食物，如蛋黄、肝、牛奶和乳酪，能预防食管癌、喉癌、肺癌。

（4）富含维生素 C 的食物，如甜椒、西红柿、枣、石榴、葡萄、芒果以及各种绿叶蔬菜，能预防肺癌。

● 家人应怎样护理晚期肿瘤病人？

晚期肿瘤病人由于长期患病，免疫力差，身体消瘦，疼痛，疾病的并发症，再加上对死亡的恐惧，会非常痛苦。护理人员要特别有耐心和掌握一定的医疗知识，帮助病人在临终时依然能保持精神和身体上的安宁与尊严，解除病人的痛苦。

可以把病人送到专业的宁养院进行护理，家人在协助护理时注意下面几个方面：

（1）心理护理。关心和理解病人的情绪，允许病人保持原有的生活习惯和生活方式，尊重病人的意愿。另外，尽量分散病人的注意，帮助病人摆脱死亡的恐惧。

（2）解除病人的疼痛。疼痛是很多晚期肿瘤病人的常见症状之一，用止痛药物止痛是人道的方法。止痛药如哌替啶（度冷丁），属于易成瘾药物。目前对癌症病人的止痛有一个"三级止痛"方案，病人和家属应该在医生的指导下用药。

（3）防止感染。癌症病人的免疫力非常差，很容易发生感染，因此在护理时应该特别注意。对长时间卧床的病人要注意经常翻身和擦洗身体，避免发生压疮；另外，保持室内空气流通、清洁，避免呼吸道感染；食物要清洁，避免消化道感染等。

● 引起肺癌的原因有哪些？

肺癌的病因复杂，迄今为止尚不能明确，但一般认为肺癌与吸烟的关系比较密切。同时，吸烟的年龄越早，量越大，吸入越深，其危险性就越大。香烟燃烧时释放出烟雾，这种"二手烟"的吸入同样严重危害人群的健康。

另一个原因是大气污染，城市的汽车废气、工业废气、工业沥青等都含有大量的致癌物质，其中苯并芘的致癌作用最强。

室内装修污染也是诱发肺癌的不可忽视的因素，主要污染源是劣质涂料、人造板材和放射性超标的石材等，与肺癌关系密切的主要是氡气。

● 哪些是肺癌的高危人群？

一般来说，肺癌高危人群的发病率和死亡率比平均人群高十倍甚至几十倍。下列人群肺癌的发病率比一般人群高：

（1）每日吸烟 1 包以上，烟龄长达 30 年以上，特别是

50 岁以后仍吸烟者。

（2）从出生就暴露在父（母）亲的吸烟环境中，长大后又饱受"二手烟"伤害的女性。

（3）长期从事化学物质、放射性物质、石棉工业等职业者，尤其是从事石棉工业的职业工人同时又是吸烟者。

（4）曾患有肺结核、慢性支气管炎、支气管扩张、肺间质纤维化、肺部瘢痕等疾病的人。

● 怎样预防肺癌？

除了环境监测部门严格执行国家大气环境保护标准，及劳动保障部门严格监管职业场所的劳动保护措施（如淘汰石棉产品、采矿工人氡防护）外，个人还应该积极采取措施预防肺癌：

（1）禁止和控制吸烟，是预防肺癌最有效的方法。

（2）在装修时，选择符合国家安全标准的环保材料，家庭装修一定要保持通风，装修后要进行空气检测，尤其应关注氡气是否超标。

（3）积极防治慢性支气管炎和肺结核。

（4）减少油烟在厨房中的停留时间，厨房保持自然通风，并安装性能和效果好的抽油烟机。

● 肺癌早期有什么症状？

需要重视的肺癌早期症状主要有：

（1）偶发性干咳，少痰或无痰，可见少量泡沫痰，咳嗽时间不确定。

（2）痰中带血丝或小血块，血呈鲜红色或暗红色。

（3）胸部出现不规则隐痛或钝痛，在咳嗽或呼吸时加重。

虽然一部分人在肺癌早期没有症状，但对年龄在 50 岁以上，出现上诉症状的人，都应该高度警惕并做进一步检查。

● 如何从咳嗽、咳痰的症状中发现早期肺癌？

早期肺癌可以通过外科手术达到较好的治疗效果，病人的 5 年生存率接近 90%，因此"早发现，早诊断，早治疗"对肺癌病人尤为重要。由于肺癌早期症状不典型且轻微，容易被忽视，但如果咳嗽、咳痰的症状有以下表现时就应该引起重视了：

（1）出现无定时且昼夜无差别的刺激性干咳，当肺癌引起远端支气管狭窄时，会出现持续性且有高音调的金属声咳嗽。

（2）痰中带血点或血丝，偶尔或断续咯血，如果肺癌合并急性感染时，可见黏液脓痰且痰量增加。

● 肺癌的检查方法有哪些？

50 岁且烟龄 30 年以上的人群应该进行筛查。最为简单、经济、普及的筛查方法是胸部 X 线摄影，但是为了进一步确诊及治疗，胸部计算机体层摄影（CT）是必需的检查项目。为了确认肺癌细胞的存在，还需要对经细针穿刺或纤维支气管镜或手术切除的肿块组织等进行病理学检查。在明确了诊断的基础上，为了了解是否发生全身转移情况，可以选择性进行正电子发射计算机体层摄影（PET－CT）的检查。

● 肺癌的治疗方法有哪些？

早期肺癌最有效的治疗方法是手术切除，但心肺功能不全、无法耐受手术，已出现远处转移或恶病质的晚期病人不能进行手术。其他的治疗方法包括化疗和放疗。有些分化程度低的肺癌，尤其是小细胞肺癌，化疗效果较好；新联合化疗对非小细胞肺癌的治疗也有一定的效果。放疗则适合病灶较小，对放射治疗敏感且无远处转移的小细胞肺癌、鳞癌和腺癌。

● 肺癌术后需要定期复查吗？

肺癌术后复发和转移率较高，因此就要求病人术后都要进行定期检查和随访。一般来讲，术后第一年，每三个月复查一次；第二年，每半年复查一次；以后每年复查一次。每年至少要做一次胸部 CT 的复查，有助于发现肺部微小病灶的转移。

● 肝癌的病因有哪些？

在我国，引起肝癌的主要原因有：

（1）肝炎和肝硬化。

（2）真菌感染，尤其是黄曲霉素（吃霉变的粮食）的感染。

（3）藻类污染饮用水：沟、塘中有一种叫"蓝绿藻"的藻类，这种藻类可损伤肝细胞。

（4）亚硝胺类化合物污染：腌制的酸菜、盐菜、腊肉、香肠、鱼等食品都有亚硝胺化合物，这种物质是强致癌物，可能引起的癌症种类很多，也包括肝癌。

（5）其他化工工业污染。

● 肝癌的高危人群有哪些？

（1）血清中甲胎蛋白含量偏高者。

（2）乙型肝炎、丙型肝炎病人和病毒携带者。

（3）40 岁以上，有肝癌家族史的人。

（4）肝硬化病人。

● 乙肝病毒感染者一定会患肝癌吗？

乙型肝炎病毒（HBV，简称乙肝病毒）与肝癌关系十分密切，而我国肝癌病人中约 90% 有乙型肝炎的患病历史。目前已经可以防止病毒性肝炎的流行及母婴传播，只要按照计划免疫程序给每个新生儿接种乙肝疫苗，下一代就能避免患乙肝。乙肝疫苗同样对没有感染过乙肝的成年人有预防作用。如果是乙肝病人，积极进行抗病毒治疗是预防肝癌的基本措施，同时长期使用免疫增强剂，可以调动机体自身的免疫功能，达到抗病毒、预防肝癌的目的。

● 如何预防肝癌？

找出肝癌的病因就可以预防肝癌。

（1）接种乙肝疫苗，可以避免感染病毒性肝炎。目前，国家已经在儿童计划免疫中加入了乙肝疫苗免费接种项目。为了保护后代，家长应注意在孩子出生当天、满月和半岁时及时带孩子去接种疫苗。

（2）献血和输血时注意到正规的医疗机构或血站，可以避免丙型肝炎和乙型肝炎的传播。

（3）不吃霉变食品，少吃腌制食品。

（4）推进农村自来水改造工程，避免喝沟、塘蓄积的"死水"。

（5）加强工业排污和无害化管理。

● 怎么识别早期肝癌？

早期肝癌的症状很不明显，甚至患病后较长时间毫无知觉。肝癌中期会逐步产生一些肝区疼痛、食欲下降、疲乏无力、日渐消瘦等症状。到晚期则会有黄疸、腹膜腔积液（腹水）、呕血、昏迷等表现。因此，当症状出现时很可能已经到了中晚期，治疗起来疗效差。有条件者，特别是高危人群，应该每年做一次肝、胆B超检查，有利于及时发现早期肝癌。

● 肝癌的治疗方法有哪些？

肝癌早期可以用手术切除癌变部位，中晚期则主要通过放疗和化疗。现在，肝癌治疗的新方法有"介入治疗"法，就是直接把药物通过血管（动脉）输送到肿瘤的位置，可缩短药物的起效时间和提高药物的浓度。但介入治疗还没有达到根治肝癌的目的，这种方法还在研究中。

● 肝癌早期诊断治疗后的效果如何？

早期肝癌经确诊后，只要病人全身情况允许，肝癌局限于肝脏一叶或一段，切除术后残存的肝功能足以维持病人生命，就可以行根治性切除，但如果切除术后硬化的肝脏还在，肝癌复发或再发率较高。

如果早期肝癌病灶局限于肝内、无远处器官转移，肝移植是目前可能治愈肝癌的唯一手段，还同时解决了肝癌、肝硬化和慢性乙型肝炎。术后病人可恢复正常的生活，生存质量较高。

● 食管癌的病因有哪些？

某些饮食习惯，如吃烫食、饮烈酒等刺激性食物，长期食用含致癌物质的食物，会增加患食管癌的危险。腌制的肉食和蔬菜中含有的亚硝酸盐物质、发霉的食物中的真菌，以及烟叶中的多环芳烃类物质都是明确的致癌物质。

另外，有食管慢性炎性疾病，如腐蚀性食管烧伤和狭窄、食管贲门失弛缓症（贲门痉挛）、食管憩室或反流性食管炎的人也比正常人容易患食管癌。

● 怎样预防食管癌？

针对食管癌的病因，可以从以下几个方面着手预防：

（1）改变饮食习惯，不要吃过烫、过于粗糙的食物，不要进食过快，不吸烟，少饮酒，不蹲食。

（2）不吃发霉的食物，尽量少吃酸菜和腌制食物。

（3）食管癌高发区居民可服用维生素C、维生素B_2（核黄素）、维生素A、维生素E及叶酸，补充食物中的不足。

（4）注意食管癌的早期症状，凡40岁以上的中老年人，尤其是来自食管癌高发区，有食用酸菜或饮酒习惯者，近期出现吞咽困难、胸骨后疼痛或不适的，应及时就医。

● 食管癌早、晚期各有什么症状？

食管癌的症状一是吃东西时有"梗阻"感，但这种感觉早期不是持续的；二是吞咽口水或吃东西时总感觉胸骨后疼痛，这种疼痛的位置固定；三是感觉在没吃东西的时候也觉得食管里面有食物，吞不下也吐不出来。如果感觉有这些症状，应该及时到医院消化科去检查。早期病例手术切除后的5年生存率可达90％以上。因此，早期诊断，并早期手术治疗对提高治疗效果有非常重要的意义。

如果食管癌继续发展，肿瘤逐渐长大，就会引起严重的食管"堵塞"。其具体表现为：①吃东西越来越困难，吞咽不了，这是食管癌晚期的主要症状；②吃下东西后食物返涌回口腔，吐出的食物混合物里面可能有血液和脓液；③如果肿瘤压迫到喉部的神经可能引起声音嘶哑、打嗝、气紧、干咳等，如果肿瘤侵犯到主动脉则可产生致命性出血。

● 食管癌的检查方法有哪些？

在高发地区和高危人群中开展初步检查，把还没有明显症状的早期食管癌病人检查出来，也叫"初筛"，这种检查通常采用简单、便宜的方法。现在国家规定的初筛检查方案是"食管拉网"（食管黏膜脱落细胞学检查）加食管胃镜检查。临床需要明确诊断时必须做的检查有：①X线钡餐检查，确定病变的部位和大小；②食管黏膜脱落细胞学检查，可用拉网或纤维食管胃镜检查取脱落细胞做病理学诊断，判断有没有肿瘤细胞。其他的检查根据病人的情况可以做食管CT检查。

● 食管癌的治疗方法有哪些？

食管癌的治疗方法主要是手术切除。但有转移、肿瘤已经对周围器官有侵害的，以及身体多器官衰竭、出现恶病质的病人不能做手术。其他的治疗方法还包括化疗和放疗。手术前和放疗前的化疗可以先控制肿瘤的生长，可以增加手术治疗和放疗的疗效。

● 如何护理食管癌病人？

除了对肿瘤病人护理的一般常规要求外，应注意食管癌的病变部位特别，影响病人吃东西。因此，应根据病情及消化吸收能力分别做稀软的饭食、半流质和流质饮食，并要保证病人的营养。

● 胃癌与哪些因素有关？

幽门螺杆菌（Hp）感染是胃癌的主要病因，与Hp感染有关的胃息肉、萎缩性胃炎和胃溃疡可能发展为胃癌；此外，胃癌和饮食卫生的关系比较密切，如长期食用不新鲜的食物、高盐的熏制或盐腌食物、低蛋白质食物等。其他原因还包括家族的遗传倾向。

● 幽门螺杆菌怎么检查和治疗？

幽门螺杆菌的检查方法有：①碳－13呼气检查；②抽血检查幽门螺杆菌尿素酶抗体（胶体金法）。目前中、大型综合医院都常规开展了这两项检查。

查出幽门螺杆菌感染后，主要采用联合使用抗菌药物治疗幽门螺杆菌感染。医生会根据病情不同采取不同的用药方案，但在治疗终止至少一个月后，还应该通过细菌学、病理组织学或同位素示踪方法证实有无细菌生长。除此之外，幽门螺杆菌感染病人还应注意口腔卫生，做到饭前便后洗手。家里有幽门螺杆菌感染病人时应该暂时采取分餐，直至完全治愈。幽门螺杆菌感染增加了患胃癌的风险，但只要及时、及早治疗感染，就可以有效预防胃癌发生。

● 胃炎、胃溃疡和胃息肉会发展为胃癌吗？

一般来说，胃炎和胃癌没有本质联系，只能说胃炎是胃癌的一个诱发因素，它并不会直接变成胃癌。只有当炎症伴随不典型增生时，才会增加癌变的机会。

胃溃疡只要坚持合理的药物治疗，一般是不会恶变成癌的。但是，胃溃疡病人如果只有胃痛时才吃药，不痛就停药，饮食、生活不节制导致溃疡久治不愈也是有癌变可能的。

炎性息肉很少发生癌变；腺瘤性息肉则癌变机会很高，

必须进行切除、电灼或激光治疗。

● 如何预防胃癌？

有幽门螺杆菌感染的病人要及时治疗细菌的感染；另外，胃癌高发区的居民也应该关注自己的胃健康，建立良好的饮食习惯，多吃优质蛋白质食品、多吃新鲜的蔬菜和水果；少吃盐腌、烟熏食品和隔夜食品；戒烟、限酒。有胃炎的病人应该警惕胃癌，如果出现胃痛与吃东西无关的症状应该及时到医院就诊。

● 胃癌的早期症状有哪些？

胃癌的早期症状和胃炎的症状很相似，很多病人由于之前患胃炎而忽略了胃癌的检查。常见的症状有：

（1）心窝部痛，可忍受。但这种疼痛与吃不吃东西无关，这是和消化道溃疡不同的地方。

（2）吃少量东西就感觉饱胀，并且病人常有嗳气和恶心的感觉。

（3）有的病人早期也可有黑便的情况，表示肿瘤侵犯了小血管，引起了出血。

● 胃癌的检查方法有哪些？

胃癌的检查方法多，应根据病情的变化按医生的专业建议选择检查方法。凡40岁以上有不良饮食习惯的中老年人都应该进行胃镜的筛查。如果患有慢性萎缩性胃炎、胃黏膜上皮异型性增生和轻度胃黏膜肠上皮化生这些癌前疾病，需

社区常见非传染性疾病的防治

要每年复查一次胃镜。其余的检查方法还有胃黏膜细胞学筛查、胃部 X 线检查、超微量胃液系列分析和计算机体层摄影（CT）。

● 胃癌的治疗方法有哪些？

早期胃癌可以做缩小手术，根据有无淋巴结转移的情况，可以选择胃镜下切除术、腹腔镜手术、开腹术。此类手术都只是胃部分切除，保留了胃的生理功能。

中期胃癌也可以通过手术及术后的化疗、放疗等取得理想的效果，手术后病人的一年生存率在 60% 左右。

对晚期胃癌病人来说，除了发现有广泛的肝转移、腹膜转移外，只要身体条件允许，都应该进行手术治疗。

● 如何护理胃癌病人？

胃癌是消化道的疾病，再加上有些进行手术治疗的病人，胃大部分或全部被切除，因此胃肠的功能损伤最严重。在护理时应注意胃的功能状态。如果病人能进食，应以高热量、高蛋白质、高维生素的食物为主，注意食物应新鲜、易消化；如果病人不能进食，必要时要用从静脉输营养液的方式来维持身体需要。

● 结直肠癌与哪些因素有关？

（1）结直肠癌与饮食的关系很密切，一般认为高脂肪饮食和低膳食纤维饮食是引发结直肠癌的病因之一。

（2）家族性的多发性肠息肉，就是天生结直肠内容易长

"息肉"这种良性的小肉瘤。这些人在 40 岁以后患结直肠癌的可能性很大。这也是结直肠癌有遗传倾向和家族聚集性的表现。

（3）慢性结肠炎和长期有肠炎的人，发炎部位容易癌变。

（4）其他致癌物质，如多吃含亚硝酸盐的食物也可诱发结直肠癌。

● 肠息肉与结直肠癌有什么关系？

肠息肉只是肠道黏膜面长出的隆起物，包括腺瘤这一良性肿瘤和炎性、增生性息肉这一非肿瘤两种。后者与结直肠癌的发生没有关系，前者虽然是肿瘤，但也不是所有的都会发展成为癌。最容易癌变的是家族性腺瘤性息肉病，由于这种病有家族聚集性，因此，如果家族中有人确诊，其他成员应进行相关检查。

● 如何预防结直肠癌？

因为结直肠癌的确切病因尚不完全清楚，只能从改变饮食方式、开展化学预防和积极治疗癌前病变三个方面进行。对一般人群则应开展健康教育，提倡良好的生活方式，指导合理的膳食营养，减少饱和脂肪的摄入量，增加食物的纤维摄入量，特别是增加新鲜水果和蔬菜的摄入。

● 结直肠癌有什么早期表现？

结直肠癌的早期表现有大便习惯改变、便次增多或不明原因的大便中有黏液或脓血，以及不明原因的低热、盗汗（晚上睡着了出汗）、贫血或慢性肠梗阻（便秘或不能解便）。

● 结直肠癌的便血与痔疮便血有什么不同？

因为都有便血情况发生，很多结直肠癌被当作内痔而延误了治疗时机。内痔在排便时出血是没有疼痛的，血色鲜红，在排便以后自行停止。结直肠癌的大便带血，很多情况下同时混有黏液或脓液，这种血的颜色比痔疮出血颜色要暗些，而且常常合并有腹泻。特别要提醒的是，患内痔的病人不应放松警惕，习惯地认为便血是痔疮引起的。除了积极治疗内痔外，还应规律地到医院进行体检，避免延误结直肠癌早诊早治的时机，体检方法和周期可参考附表2。

● 如何早期发现结直肠癌？

40岁以上患慢性结肠炎的病人，有家族性多发性肠息肉的病人，肥胖且喜欢吃肥肉的人，以及出现了上面说的结直肠癌早期症状的人，都应该及早进行检查。最佳方案为：每年一次粪便隐血（FOB）检查，且3～5年一次结肠镜检。当病变部位较高时，要采用X线钡剂灌肠检查。

● 如何治疗结直肠癌？

对早期结直肠癌的病人手术切除是唯一的根治方法。其他方法包括放、化疗辅以中医中药治疗。

● 年轻人会患结直肠癌吗？

虽然结直肠癌的主要发病人群是老年人，但是近年来，30岁以下的年轻人患结直肠癌的人数日渐增多，且发病年龄也不断提前。年轻人易患的结直肠癌以低分化的肿瘤为主，这类肿瘤恶性程度高，呈浸润性生长，淋巴结转移率高。因此，年轻人结直肠癌一般确诊都处于晚期了，而且肿瘤多位于低位直肠，根治手术切除率低，治疗后复发的可能性也较老年病人高。

● 鼻咽癌与哪些因素有关？

首先鼻咽癌的遗传倾向是很明显的；其次是病毒感染如EB病毒感染；再次是环境因素，包括多环芳烃（吸烟产生的）、亚硝胺（腌制的肉类，如咸鱼）和微量元素镍污染。

● 鼻咽癌的早、中、晚期有哪些症状？

鼻咽癌早期症状轻微，偶尔有鼻涕里有血丝、耳鸣和头痛，容易被忽略。中晚期病人，症状比较明显，会出现鼻出血、鼻塞、耳鸣、耳塞、听力下降、颈部淋巴结肿大、头痛。由于鼻咽癌的发病位置离脑部很近，因此容易引起神经症状，如面部麻木；还可出现视力下降、看东西呈双影、眼球突出、眼球不能转动甚至失明，吞咽困难，声音嘶哑，舌头偏斜等。出现远处转移时也会出现转移部位的相应症状。

● 鼻咽癌的早期检查方法是什么？

在高发地区对 40～60 岁的人群开展普查，是早期发现鼻咽癌的有效方法。此方法是重点部位头颈部淋巴结检查，采集手指尖或耳垂血，检测 EB 病毒抗体。如果 EB 病毒抗体阳性，进行鼻咽镜检查，有可疑病变则取鼻咽组织做细胞学检查。

● 鼻咽癌如何治疗？

由于鼻咽癌发生的部位在鼻和口交界较深的位置，手术治疗效果不好，因此以放疗为主；另外，用化疗和中医中药治疗可加强放疗的效果。只有放疗后复发、残留肿瘤、对放疗不敏感的病人才采用手术治疗的方法。

● 膀胱癌与哪些因素有关？

目前，已经确定的引发膀胱癌的主要因素是吸烟，吸烟者膀胱癌的发生率是非吸烟者的 10 倍，且吸烟年限越长，吸烟量越大，吸入烟雾越深，患膀胱癌的危险性越高。

另外，职业性接触某些芳香胺物质，已被公认能够导致膀胱癌。但其致癌的机会也与接触时间、工作条件、个人的工作生活习惯有关。

● 哪些是膀胱癌的高危人群？

（1）长期大量主动吸烟和被动吸烟的中老年人。

（2）曾参与制造和生产各种染料、油漆、橡胶、塑料，密切接触洗涤剂、消毒剂的 40 岁以上的中老年人。

（3）曾经患有埃及血吸虫病的中老年人。

（4）长期大量饮用咖啡，且经常食用煎炸食物的中老年人。

（5）长期患有膀胱结石或慢性膀胱炎而未治愈者。

● 膀胱癌有哪些症状？

早期膀胱癌会出现血尿、尿频、尿急、尿痛等症状，晚期膀胱癌或较大的肿瘤还有可能引起排尿梗阻、肾脏积水、腰骶部疼痛、下肢水肿、贫血、消瘦等全身性症状。

● 膀胱癌的检查方法有哪些？

膀胱癌的检查方法很多，其中尿细胞学检查方便简单，病人无痛苦，且可多次反复进行，可用于上述高危人群的膀胱癌筛查。其余检查方法还包括：膀胱镜检查、B 超检查、泌尿道造影检查、计算机体层摄影（CT）等。医生会根据需要选择上述检查方法，以确诊或排除膀胱癌。

● 膀胱癌的治疗方法有哪些？

由于膀胱癌的治疗比较复杂，临床是根据肿瘤的分级、分期和病人的全身情况等因素综合考虑。目前治疗膀胱癌的方法很多，但仍以手术治疗为主。手术治疗包括经尿道电切除、膀胱部分切除术和膀胱全切除术。

● 前列腺癌与哪些因素有关？

前列腺癌是一种男性老年性疾病，其发生原因尚不清楚，但是可能与下列因素有关：

（1）遗传性因素。家族中有患前列腺癌者，其家庭成员罹患前列腺癌的机会比一般人高。

（2）种族因素。欧美、北美和澳大利亚的发病率最高，亚洲的发病率较低。美国非洲裔的男性，前列腺癌发病率比白种人明显增高。

（3）内分泌性因素。大部分前列腺癌须依赖雄激素来维持其生长。当男性体内雄激素降低时，大多数的前列腺癌将萎缩。

● 前列腺癌的高危人群有哪些？

（1）有前列腺癌家族史的 50 岁以上男性。

（2）有前列腺癌细胞雄激素受体阳性者。

（3）长期进食红肉以及高脂肪食物的 50 岁以上男性。

（4）长期患有慢性前列腺炎，尤其性伴侣多的男性。

（5）从事镉工业，且长期接触致癌物质的 50 岁以上男性。

● 如何预防前列腺癌？

预防前列腺癌最简单廉价的方法就是从生活饮食习惯着手改变。有研究结果表明，蔬菜和水果、富含维生素 E 或硒的食物，茶叶中的茶多酚，可以有效地防止前列腺癌。同时，中老年男性还应注意少吃红肉（牛、羊、猪肉），少吃高脂肪的食物，少饮酒。

● 前列腺癌有哪些症状？

前列腺癌早期无任何症状，临床检查也无特殊发现，即使直肠指检前列腺表面也光滑无硬结节，无异常改变。随着前列腺肿瘤的逐渐增大，会出现尿频、排尿困难、夜尿次数多、尿潴留、血尿等症状。前列腺癌进一步发展，癌细胞蔓延，经淋巴和血行途径转移到身体其他部位，会相继出现转移部位的症状。

● 如何区分前列腺增生与前列腺癌？

前列腺增生又称前列腺肥大，其症状与前列腺癌很相似。但前列腺增生最主要的症状是排尿困难，且逐渐加重，从排尿迟缓、断续，射程缩短，直至最后排尿呈滴沥状。前列腺增生病情进展缓慢，而且病人身体状况良好，无其他症状。

● 如何通过筛查发现早期前列腺癌？

由于前列腺癌早期无症状，要做到早发现、早诊断、早治疗就比较困难，但是上述高危人群应该做到定期进行筛查。

（1）每半年到医院泌尿科进行一次直肠指检。

（2）每年抽血进行一次血清前列腺癌特异性抗原（PSA）检测。

（3）对久治不愈的慢性前列腺炎、前列腺增生病人，应定期进行直肠 B 超检查或直肠穿刺活检。

● 前列腺癌的治疗方法有哪些？

前列腺癌的治疗方法包括手术治疗、内分泌治疗、放射治疗等。前列腺增生手术中偶然发现的局限性癌，一般病灶小、细胞分化好，可以不做进一步处理，严密观察随诊。早期癌可以进行根治性前列腺切除术。晚期癌病人以内分泌治疗为主，可做睾丸切除术。对 70 岁以上的老年男性病人，不宜进行根治性前列腺切除术，可做内分泌治疗和放射治疗。

● 乳腺癌与哪些因素有关？

乳腺癌是多种原因造成的肿瘤，可能与遗传、生育史、饮食以及服用雌激素药物有关。具体包括以下几方面：

（1）遗传。母亲或姐妹中有患乳腺癌的人，自己患乳腺癌的可能性较大。

（2）生育。月经早（13 岁以前）、绝经晚（55 岁以后），第一胎生育时间超过 30 岁，多次流产，没有自己给孩子哺乳的妇女，发生乳腺癌的可能性高。

（3）服用雌激素治疗更年期综合征或服用避孕药，这些药物都可能干扰内分泌而引起乳腺癌。

（4）吸烟和吃腌制的肉类，这主要与食物中的多环芳烃有关。

（5）原来有乳腺良性疾病，如乳腺小叶增生、乳腺纤维瘤等。

（6）多次接触放射线如胸部 X 线摄影。

（7）喜欢吃脂肪多的肉类及肥胖者。

有以上因素不一定会患乳腺癌，但是应关注乳腺的变化，平时注意避免接触危险因素，降低患乳腺癌的风险。

● 乳腺癌只发生在女性吗？

乳腺癌主要是女性的疾病，但也有少数男性会患乳腺癌。

● 乳腺癌的症状有哪些？

乳腺癌大多表现为不痛、较硬、边界不清的乳房肿块，并伴有局部皮肤的改变，如表面粗糙、像橘皮，或凹陷呈"酒窝状"。其他症状还有乳头溢液，乳头、乳晕改变，腋窝下有包块（淋巴结肿大）等。如果自己发现乳房的变化一定及时到乳腺外科或肿瘤科就诊。然而，值得注意的是，早期乳腺癌可能完全无症状或典型表征，只有通过规律的筛查才能够及早发现，否则等有明显症状才就医，会延误病情。

● 乳腺纤维瘤与乳腺癌有何区别？

乳腺纤维瘤常见于年轻女性，与乳腺癌一样均可见单发的无痛性乳房肿块。但是，乳腺纤维瘤的乳房肿块呈圆形或椭圆形，质地韧实，表面光滑，边界清楚，活动度大，肿块生长缓慢，同侧腋淋巴结无肿大。乳腺癌好发于 35 岁以上的中老年妇女，乳房肿块可呈不规则形，质地坚硬，肿块表

社区常见非传染性疾病的防治

面欠光滑，活动度差，易与皮肤及周围组织粘连，肿块迅速生长，同侧腋窝常有淋巴结肿大。

● 乳腺癌的筛查方式有哪些？

35～70岁女性应每1～2年进行一次乳腺癌筛查。乳腺临床体检（触诊）、钼靶X线检查和超声检查是临床上最常用的三种方法。其中，钼靶X线检查是国际上公认的乳腺癌检查方法，它能够发现触诊不可触及的微小癌。其他检查方法如磁共振（MRI），该检查准确性最好，但费用较高，一般不推荐为常规体检项目。

● 乳腺癌的治疗方法有哪些？

手术根治没有转移的乳腺癌是主要的治疗方法。如果早期发现较小的乳腺癌块，没有转移的癌，可以保留乳房只把肿瘤部分切除掉，这叫"保乳治疗"；如果乳腺癌较大，有部分转移或位置不适合"保乳"就要全切乳房；而晚期已经扩散的肿瘤就不能采用手术方法了。乳腺癌的治疗方法还有化疗、放疗、内分泌治疗和中医中药治疗。

● 乳腺癌病人如何定期复查？

手术后1～5年每半年复查一次，以后每年复查一次。如出现以下情况应随时复查：

（1）患侧胸壁或对侧乳房出现肿块，出现腋窝、锁骨上淋巴结肿大。

（2）出现咳嗽、胸痛、腹痛、腰背痛、消瘦乏力、食欲下降等症状。

● 乳腺癌的治疗效果如何？

乳腺癌的治疗效果在所有肿瘤的治疗中是比较理想的，治疗 5 年后的生存率可以达到 80％以上。所以患了乳腺癌不要恐惧，只要积极配合治疗是可以很好生存的。

乳腺癌手术治疗后的主要问题是外形改变和上肢功能可能受到影响。外形问题可以通过用人造乳房替代或取自己的脂肪组织再造解决，上肢功能可以通过锻炼来恢复。

● 宫颈癌的病因有哪些？

目前医学已经证实，宫颈癌主要是由人乳头瘤病毒（HPV）感染造成的。另外，早婚、早育、多产、性生活紊乱、长期久坐及男性的阴茎包皮垢也与宫颈癌有一定关系。宫颈的损伤、破皮、糜烂、发炎等，可以增加宫颈癌的发病风险。

● 感染人乳头瘤病毒一定会患宫颈癌吗？

感染人乳头瘤病毒（HPV）并不一定会患宫颈癌。凡是有性生活的女性都有可能通过性接触而感染 HPV，健康女性体内具有免疫力，感染 HPV 后，免疫系统可以把进入体内的 HPV 清除。只有少数女性由于无法消灭进入体内的 HPV，造成 HPV 持续感染，才有可能引起宫颈癌前病变。

另外，不同亚型的 HPV 会引发不同的病症。低危险度的 HPV 能导致良性疣的产生。疣是一种皮肤增生所形成的肉粒，体积大的肉粒呈菜花状，能生长在身体的任何地方，包括生殖器官上。高危险度的 HPV 可经性接触传播至宫颈，引致宫颈细胞变异，最终发生癌变。

● 有预防宫颈癌的疫苗吗？

现有的宫颈癌疫苗主要是针对 16、18、6、11 这四种亚型的 HPV，还没有一种疫苗能够抵抗所有的 HPV 感染。另外，并不能确定一旦宫颈癌病变发生，疫苗可以逆转宫颈癌的形成；也不能确定疫苗是否终身有效。

● 宫颈癌与性生活有什么关系？

性生活与宫颈癌的确是有关系的，完全没有性生活的女性，几乎不会发生宫颈癌；性生活开始过早的女性宫颈癌的发病风险要远高于成年后才过性生活的女性，而且性伴侣过多的女性，患宫颈癌的风险也会增加。但是，只要有性生活的女性都有感染 HPV 的风险，因此，不能将 HPV 感染或患宫颈癌与个人的人品联系起来，更不能认为患宫颈癌等于性乱。

● 宫颈糜烂会发展成宫颈癌吗？

宫颈糜烂是很常见的妇科疾病，是慢性宫颈炎最常见的一种临床表现。虽然宫颈糜烂病人的宫颈癌发病风险较高，但并不一定会发展成宫颈癌。只要积极治疗，防治向癌前病变发展，并争取早日治愈，是可以避免宫颈癌的发生的。

● 宫颈癌有哪些表现？

早期宫颈癌病人最常出现的症状往往是性交后少量出血，或月经不规则，或是绝经后又出现阴道流血。随着病情的发展，肿瘤逐渐增大，病人会出现阴道分泌物增多，会排出较多混有血液的恶臭白带。晚期宫颈癌还会出现阴道流血量增多，甚至会因较大血管被侵蚀而引起致命的大出血。

● 发现宫颈癌前病变的方法有哪些？

预防宫颈癌的主要措施就是早发现、早诊断、早治疗"癌前病变"。所谓癌前病变是指癌症发生前该部位发生的病变，并且有可能引发癌症。宫颈癌前病变即宫颈不典型增生。发现宫颈癌前病变的方法有：

（1）宫颈巴氏涂片：为传统的宫颈细胞学检查，早期广泛应用于普查和初筛。巴氏涂片结果分为 5 个等级，3 级以上就表明存在可疑癌细胞，需要进一步检查以确定。但由于巴氏涂片假阴性、漏诊率较高，已逐渐被更先进的检查方法所替代。

（2）薄层液基细胞学检测（TCT）：是目前国际上较先进的一种宫颈癌细胞学检查技术，与传统的巴氏涂片相比明显提高了宫颈异常细胞检出率，同时还能发现部分癌前病变。

（3）人乳头瘤病毒（HPV）检查：抽血检查是否有病毒感染，并且通过 HPV DNA 基因分型检测，能检测出 21 种HPV 的具体类型（高危型或低危型），其中也包括与

社区常见非传染性疾病的防治

宫颈癌相关的 HPV 16 和 18 型。如果检查结果为阴性，即没有感染 HPV，在下一次常规检查之前，患宫颈癌或高度病变的风险几乎为零。检查结果为阳性，80％会在 12～18 个月内自然清除；若持续感染则患宫颈癌的风险增加，需进一步检查子宫颈细胞是否出现癌变或癌前病变。

（4）阴道镜宫颈癌检查：可以直接观察宫颈，迅速鉴别良、恶性病变，并提供可靠的活检部位，可用于诊断早期细胞学或 HPV 检测异常之后的进一步检查。

● 如何选择合适的宫颈癌检查方法？

早期宫颈癌的诊断有多种方法，各有其优势，但没必要每个人每年都对这些项目进行一次检查，可以根据自身情况选择不同的诊断方法进行组合。

第一次性生活后 3 年或 21～30 岁的女性，应每年进行一次宫颈细胞学筛查；30 岁以上的女性，则每年应进行一次宫颈细胞学筛查加 HPV 检查。

如果经济条件较好，可以选择 HPV DNA 检测加薄层液基细胞学检查；如果经济条件一般，可以选择 HPV DNA 检测和传统巴氏涂片。若两项检查结果都为阴性，只需要每 3～5 年复查一次；若 HPV 为阳性，需要每年复查一次；若两项检查结果都为阳性，就需要进行阴道镜检查以确诊并进行相应的治疗。如果经济条件较差，可以选择宫颈醋酸－碘染法肉眼观察（VIA＋VILI），若为阳性，需要进行阴道镜检查加病理活检；若为阴性，只需每年复查一次。

● 宫颈癌的治疗方法有哪些？

宫颈癌的治疗方法仍然以手术为主，但在不同的阶段根据不同的需要，医生会选择不同的手术方法。早期宫颈癌病人可以行单纯全子宫切除术；如果病人将来还希望生育的话，可以将子宫颈口一部分切除，或者行锥形切除术。如果癌局限于宫颈，可做广泛性子宫切除术，也就是将子宫和阴道壁一部分切除，但保留卵巢；如果癌超出宫颈，还需要同时行盆腔淋巴结清扫。晚期宫颈癌已经浸润到达或者超出盆腔壁，并有转移的可能，已经无法进行手术，只能根据情况选择放射治疗。

● 什么是白血病？

白血病俗称血癌，是发生于造血器官，以血液和骨髓中的白细胞及其前体细胞异常增殖和发育的一种进行性恶性疾病。白血病是儿童和青年中最常见的一种恶性肿瘤，在儿科恶性肿瘤的发病率中居第一位，在导致儿童及 35 岁以下成年人死亡的恶性肿瘤中排首位。根据白血病细胞的成熟程度和自然病程，白血病可分为急性和慢性两大类。临床表现主要包括贫血、出血、感染，以及肝、脾、淋巴结肿大和骨骼疼痛。

● 白血病是由什么原因引起的？

人类白血病的确切病因至今未明，许多因素被认为与白血病的发病有关。病毒感染可能是主要的因素。此外，尚有

社区常见非传染性疾病的防治

遗传、放射、化学毒物或药物等因素。

（1）病毒感染：目前已证实病毒感染是哺乳类动物如小鼠、猫、牛、绵羊和灵长类动物自发性白血病的病因。而人类白血病的病毒病因研究已有数十年历史，但至今只有成人T细胞白血病肯定是由病毒引起的。

（2）遗传性因素：相对于一般人群，有白血病家族史者患白血病的可能性更大。而某些遗传性疾病病人也常伴有较高的白血病发病率。

（3）放射性因素：电离辐射有致白血病作用，其作用与放射剂量大小及辐射部位有关。一次较大剂量或多次小剂量，全身和照射野较大的照射，特别是骨髓受到照射，均有致白血病作用。20世纪90年代初英国和德国有关于在核电厂周围儿童经常发生白血病的报道。

（4）化学性因素：多种化学物质均可致骨髓损伤，其中苯致白血病作用比较肯定，密切接触苯者白血病发病率较高。汽油中含有苯，长期接触汽油的工作者应特别注意自我保护。此外，苯还广泛用于各种制品，从制鞋用的黏合剂到杀虫剂、墨水和油漆涂料等均含有苯。部分家庭装修材料中也含有苯及苯制剂。

● **如何预防白血病？**

（1）防治各种感染，特别是病毒感染。

（2）避免接触过多的X射线及其他有害的放射线。对从事放射工作的人员需做好个人防护。孕妇及婴幼儿尤其应注意避免接触放射线，如X线摄影或透视。

（3）在生产酚、氯苯、硝基苯、塑料、合成纤维、合成橡胶、农药、香料、染料等的过程中，避免接触各类化学致癌物质，做好职业防护及监测工作。女职工在准备怀孕前应调离这些高危岗位。

（4）慎重使用某些药物。如氯霉素、保泰松、某些抗病毒药物、某些抗肿瘤药物及免疫抑制剂等，应避免长期使用或滥用。

（5）注意选择环保型的家庭装修材料，有幼儿的家庭应注意装修后尽量多通风，减少苯对身体的损害。此外，还可以向当地环保部门或疾病预防控制中心申请室内环境检测，检测常规指标有氡、甲醛、苯、氨和总挥发性有机化合物（TVO），检测合格再入住。

● 白血病是不治之症吗？

近10年来，随着分子生物学、生物遗传学的进展，对白血病的病因、病理认识更加深入，同时新疗法、新药物的发现以及中药的使用，使白血病的治疗效果得到极大的改观。"白血病是不治之症"已成了过去。正规、系统地治疗可以使大多数白血病病人长期无疾病进展生存，甚至痊愈。白血病的治疗方法包括药物治疗、放射治疗、免疫治疗、靶向治疗和中医疗法。部分高危病人需要进行骨髓移植。

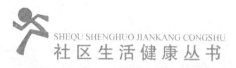

其他非传染性疾病篇

　　本篇重点讲解其他常见的慢性非传染性疾病，包括常见的眼部疾病——近视、青光眼、白内障，口腔龋病和牙周病，血液系统的疾病——贫血，以及精神心理疾病——神经衰弱和老年痴呆。

● 什么是白内障？

白内障是指眼睛里的晶状体浑浊，最先是看不清楚东西，就是常说的"老眼昏花"，发展到后期会致盲。

● 引起白内障的原因有哪些？

（1）老年性白内障：随着年龄增长，机体老化，25％的老年人都会出现视觉模糊的情况，常常是两只眼睛先后发病。也就是说，高龄是引起老年性白内障的原因。

（2）先天性白内障：出生时或出生后一年内发生，可能与遗传性因素有关。

（3）外伤性白内障：可由眼球钝挫伤、穿通伤和爆炸伤等引起。

（4）代谢性白内障：由代谢障碍引起，如糖尿病性白内障、半乳糖性白内障、手足搐搦性白内障（低钙性白内障）。

（5）并发性白内障：因眼内其他疾病如炎症等引起。

（6）药物及中毒性白内障：由长期应用或接触对晶状体有毒性作用的药物或化学物质引起。

（7）其他：紫外线强也是引起白内障的原因。如我国的青海、西藏、海南等地区患白内障的人较多。

● 老年性白内障可以治愈吗？

老年性白内障是可以治愈的。治疗的方法就是取掉浑浊的晶状体。常用的手术有白内障囊外摘除术和晶状体抽吸术，术后可放入人工晶状体，也可以在手术后配戴白内障眼镜，这样就能恢复视力了。

● 吃药能治好老年性白内障吗？

市面上有抗白内障的药物，如吡诺克辛钠滴眼液（白内停）、法可林滴眼液（消白灵）、视明露、谷胱甘肽等，还有一些中成药也称能治疗白内障。但是，药物治疗白内障的疗效还不明确，最终还需通过手术治疗解决眼盲的问题。

● 什么是青光眼？

青光眼是一种发病迅速、危害性大、随时导致失明的常见疑难眼病，因罹患此病者以光线照射可见瞳孔有青色反光而得名。其特征是眼压间断或持续升高，超过眼球耐受程度而带来视神经损害，引起视神经萎缩、视野缩小和视力减退，最终导致失明。

● 哪些人群更容易患青光眼？

（1）家族中有青光眼病史者。

（2）屈光不正病人（近视、远视、老视），特别是两眼视力相差明显者。

（3）心脑血管疾病（高血压、动脉硬化）、消化系统疾病（胃溃疡、胃炎）、内分泌系统疾病（糖尿病、甲状腺疾病）、先天发育不良的病人。

（4）有工作压力大、起居无常、饮食不规律、吸烟嗜酒、喜怒无常、习惯性便秘、顽固性失眠等不良生活习惯者。

（5）用药不当者。长期应用激素类眼药水，有可能导致"皮质类固醇性青光眼"的发生。

● 青光眼的早期症状有哪些？

（1）视力逐渐下降，尤其是高度近视者，戴适度的眼镜后仍常有头痛、眼胀感。

（2）一次喝水超过 300 毫升或在饮水后 15～30 分钟出现眼胀、头痛。

（3）早晨起床后看书报较吃力，易出现鼻梁根部酸胀和眼眶前额胀痛。

（4）情绪激动或在暗处停留过久便有眼胀、头痛、视物模糊等症状。

（5）晚间看灯光出现五彩缤纷的晕圈，好比雨后天空出现彩虹一样，医学上称虹视。

● 患了青光眼，迟早都会瞎吗？

由于过去人们对青光眼认识不全面，治疗手段也不多，以至于一些青光眼病人最终失明。所以有些人当得知患青光眼后非常恐惧，对治疗缺乏信心，不积极配合治疗。其实绝大多数青光眼通过药物及手术可得到有效治疗，并长久保持良好视力。

● 青光眼可以治愈吗？

青光眼是一种终身疾病，治疗只能控制病情的发展，而无法彻底治愈，很多病人需要终身治疗。随着时间的推移，有些抗青光眼药物会逐渐减退药效，手术效果也会降低，所以青光眼病人一定要定期到眼科测量眼压，检查眼底，必要时做视野检查，以观察病情变化，及时调整治疗。

● 青光眼病人要尽量少喝水吗？

适量喝水绝不会引起眼压升高。如果青光眼视神经损害与血液循环不良（高血液黏稠度等）有关，适当饮水还可促进机体新陈代谢，对改善病情有帮助。建议青光眼病人每天均匀喝水，不要一次性饮用 300 毫升以上。

● 什么是龋病？

龋病俗称"虫牙"或"蛀牙"，但实际上并没有肉眼可见的虫子。其实质是牙齿在多种因素的作用下，硬组织中的无机物脱钙，有机物分解，牙齿逐渐被破坏而形成缺损的一种疾病。其发病率高，是口腔主要的常见病。

● 龋病是怎样发生的？

人类口腔中牙菌斑或唾液中的细菌，利用糖类作为"食物"，经新陈代谢后产酸。后者长时间与牙齿接触，进而破坏牙齿表面，使牙齿产生脱钙及龋蚀。

● 龋病分几个阶段？

临床上常根据龋坏程度分为浅、中、深龋三个阶段。

（1）浅龋：也称釉质龋，龋坏局限于釉质（牙齿外层）。牙齿变色或变黑，一般没有龋洞，此时病人也没有觉得牙痛，常常不引起人们重视。

（2）中龋：龋坏已到达牙本质浅层（中层），有明显龋洞，触摸时感到疼痛；牙齿受到冷、热、甜、酸和食物嵌入刺激时出现疼痛，当刺激原去除后疼痛立即消失。

（3）深龋：龋坏已到达牙本质深层，一般表现为大而深的龋洞，受刺激后疼痛更厉害。

● 龋病不痛就不需要治疗吗？

这种想法是错误的，龋病应该早治。由于龋病的早期无任何症状，当发展到牙本质层时，就会出现遇冷、热、酸、甜而疼痛，如不治疗，龋病就会进一步发展，侵入牙髓组织（牙神经）引起发炎，产生自发性、阵发性剧痛，且夜间痛得没法入睡。牙髓坏死后炎症进一步向牙根根尖外发展，而引起根尖周的急性或慢性炎症。急性根尖周炎主要表现为持续性的剧烈疼痛，嚼东西时疼痛难忍，严重时引起脸肿，甚至引起全身感染等。因此，一旦患了龋病就应及早治疗，以免小洞不补，大洞吃苦。

● 如何治疗龋病？

龋病治疗的基本原则就是早期发现、早期充填和做牙髓治疗，就是人们常说的补牙。

● 如何预防龋病的发生？

（1）合理饮食：少吃糕点、含糖饮料。

（2）培养良好的卫生习惯：孩子2～3岁时应在家长的

社区常见非传染性疾病的防治

指导下采用正确的方式刷牙。

（3）定期进行口腔检查：青少年每3～6个月检查一次，发现早期龋病（浅龋）应及时充填治疗。

（4）有条件的人可以定期洁牙，去除牙菌斑，防止龋病发生。

（5）儿童窝沟封闭：用一种高分子复合树脂材料，涂在儿童牙齿窝沟内，形成一层保护性的屏障，使牙齿免受食物和细菌的侵蚀，从而增强牙齿抗龋能力。7～8岁是窝沟封闭的最佳年龄。

● 什么是牙周病？

牙周病是牙齿支持组织，包括牙龈、牙骨质、牙周韧带和牙槽骨因炎症所致的一种慢性病，是最常见的口腔疾病之一，也是导致牙齿丧失的一个主要原因。牙周病早期一般并无任何症状，可能会出现牙龈红肿及口臭。到了病情严重时，会出现牙齿松动、牙缝增宽、牙龈萎缩，到最后更可能整颗牙齿松脱，严重影响口腔咀嚼功能。

● 牙周病是由什么原因引起的？

牙周病的病因大多数由局部的菌斑、牙垢、牙石、食物嵌塞、不良修复体等所致，部分可由全身系统性疾病如内分泌失调、营养不良、结核病、肾病等引起。

● 吸烟会加重牙周病吗？

吸烟者罹患牙周病的比率是非吸烟者的三倍，而重度吸烟者更高达七倍。这是因为香烟中的尼古丁会削弱人类的免疫系统，从而使病人的自我复原能力大大降低。

● 如何预防和控制牙周病？

（1）"三三原则"：掌握正确的刷牙方法，每天3次，每次3分钟。

（2）饭后、睡前漱口，保持口腔清洁。

（3）对不易去除的食物碎屑、软垢及菌斑，用牙线、牙签或细毛牙刷进行清洁。

（4）定期检查，定期洁牙，可半年一次。

● 牙周病的治疗方法有哪些？

一旦发生牙周病应尽早治疗。牙周病治疗分四个阶段：

第一阶段为基础治疗阶段，目的在于清除或控制临床炎症和致病因素。

第二阶段为牙周手术治疗和松动牙固定。

第三阶段为永久性修复治疗，一般手术2～3个月后进行。

第四阶段为复查复治阶段，每半年一次，包括检查菌斑控制情况、卫生宣教、拍片检查，以进一步拟订治疗计划。

● 什么是贫血？

贫血是指单位容积血液内红细胞数和血红蛋白浓度低于正常值。其实贫血并不是一种特定的疾病，它只是伴随各种疾病的一种表现。一旦发现贫血，必须查明其发生原因，及时就医治疗。

● 贫血有什么表现？

疲乏、困倦无力、注意不集中、嗜睡是贫血最早出现的症状。活动后心悸、气短最为常见。食欲减退、腹胀、恶心为常见。严重的贫血病人皮肤干燥、毛发干枯。

● 贫血与偏食有关系吗？

贫血与偏食有一定的关系。因为造血的主要原料为蛋白质、铁和叶酸。缺乏三者中的某一种，就会使红细胞生成障碍，产生贫血。如不吃荤菜的人，蛋白质往往供应不好，易产生营养不良性贫血；有的偏食的人，铁供应不佳，易患缺铁性贫血。

如果只是轻微的贫血，通过纠正偏食、加强营养就能改善贫血状态：

（1）缺铁性贫血需补充含铁丰富的食物。这类食物有：动物内脏、鱼类、豆类、菠菜等，以及桃、橘、枣等水果。

（2）叶酸和维生素 B_{12} 缺乏性贫血应补充动物肝及肾、瘦肉、绿叶蔬菜等。

（3）蛋白质供应不足引起的贫血应补充瘦肉、鸡、鸭、牛肉、羊肉，以及豆类制品。

如果出现严重的贫血和检查出来严重缺铁，除了补充营养外，还应该补充铁剂治疗。口服铁剂安全方便，但要注意不能在肚子饿的时候服用铁剂，也不能和茶水、牛奶、碱性药物如氢氧化铝等一起吃。

● 是否需要经常补铁？

长期补充铁剂会导致体内铁过量，过量的铁沉淀于许多器官，反而会损害身体。所以，无贫血病人不需要服用铁剂。即使需要服用铁剂治疗缺铁性贫血的病人，也应在医生的指导下正确服用。

● 什么是神经衰弱？

神经衰弱是一种以脑和躯体功能衰弱为主的神经症。以易于兴奋又易于疲劳为特征，常伴有紧张、烦恼、易激惹等情绪症状，以及肌肉紧张性疼痛、睡眠障碍等生理功能紊乱症状。

● 哪些人容易患神经衰弱？

神经衰弱多发生于青壮年，脑力劳动者为高发人群。病人多因劳心过度，如学生日夜苦读，生活无规律；成人操心家事、事业过度，过分疲劳得不到充分休息；妇女崩漏日久，产后出血；或久病体衰、大手术后而导致气血不足，血不足则无以养心，心神失养则出现失眠、心悸、头昏等神经衰弱的表现。劳心过度是导致神经衰弱的最常见原因。

● 长期神经衰弱有什么危害？

（1）思维消极：神经衰弱病人由于长期自认为病魔缠身，以致情绪紧张、焦虑、烦恼、悲观、自责、自卑，对前途悲观绝望，甚至有自杀倾向。

（2）精神运动性阻滞：行动迟缓、精力不足、萎靡不振、记忆力减退、脑力迟钝。若学生长期神经衰弱则注意无法集中，学习效率低，严重影响其学习成绩。

（3）躯体症状：主要有食欲减退、体重下降、便秘、性欲减退、男性勃起功能障碍（ED，又称阳萎）、闭经、乏力等。躯体不适感可涉及各器官，自主神经功能失调的症状较常见。

长期神经衰弱给病人日常生活和工作带来的危害很大，一旦发现，应及早治疗。

● 如何预防神经衰弱?

引起神经衰弱的原因有环境因素和内在因素，因此，应该从这两方面来进行预防。

（1）正确认识自己，培养豁达的性格。对自己的身体素质、知识才能、社会适应力等要有自知之明，尽量避免做一些力所不及的事情，或避免从事不适合自己的体力和精力的活动。正确处理人际关系，宽以待人，互相理解、体谅。

（2）善于自我调节，有张有弛。对于工作过于紧张、繁忙，学习负担过重及生活压力很大的人，都有必要进行自我调节，做到张弛有度，劳逸结合，多参加体育锻炼和集体活动。

（3）如果较长时间自我调节效果不好，则应及时求助精神科医务人员。焦虑症等精神疾病也多数伴有神经衰弱的症状，家属和本人应及早发现并正确认识，立即求医，进行心理咨询、心理治疗或药物治疗。切莫讳疾忌医，延误治疗。

当然，也不能有病乱投医。

● 有哪些治疗神经衰弱的方法？

由于神经衰弱的症状缺乏特异性，几乎都可见于其他神经疾病，因此，如有焦虑、抑郁等症状时应及时到神经科就医。排除了躯体疾病的单纯神经衰弱，可采取以下治疗方法：

（1）心理治疗是治疗神经衰弱的基本方法。

（2）采用抗焦虑药物、镇静催眠药物等进行药物治疗。

（3）中药、针灸、推拿、按摩，对改善症状、消除疲劳、增进睡眠有较好效果。

（4）适当的体育锻炼如气功、太极拳、瑜伽，以及体力劳动，对改善病人的躯体状况有良好的效果。

（5）合理安排生活。养成起居有定时、工作学习有计划，劳逸结合，有张有弛的生活习惯。保持适当的紧张，对提高学习和工作效率是必要的。长期休息，生活缺乏目标，对健康的恢复不利。

● 什么是老年痴呆症？

老年痴呆症即阿尔茨海默病（Alzheimer 病，AD），是一种表现为认知和记忆功能不断恶化，日常生活能力进行性减退，并有各种神经精神症状和行为障碍的疾病。老年痴呆症是失智症中最普遍的成因，常在 60 岁以上的老年人群中发病。

社区常见非传染性疾病的防治

● 老年痴呆症有哪些表现？

老年痴呆症通常起病隐匿，病程缓慢且不可逆，由发病至死亡平均病程为 8～10 年，但有些病人病程可持续 15 年或以上，而有些病人几个月便到达晚期。老年痴呆症的症状因人而异，大致可分为三个阶段：

（1）早期症状：健忘（尤其新近发生的事），缺乏创造力、进取心，丧失对原有事物的兴趣与工作冲劲，会出现忧郁或攻击行为。

（2）中期症状：对人、事、地、物的感知能力逐渐下降，变得更加健忘，即使在熟悉的地方也容易走失。个人自理能力下降，变得非常依赖，不能继续独立生活。此外，会重复相同的语言、行为及思想，而情绪不稳，缺乏原有的道德与伦理的标准，常有被害妄想的人格异常等现象。

（3）晚期症状：语无伦次、不可理喻、丧失所有智力功能、智能明显退化。而且逐渐不言不语、表情冷漠、肌肉僵硬、憔悴不堪，以及出现大小便失禁、容易感染等。

● 如何早期发现老年痴呆症？

老年痴呆症在初期时如果能够及早发现并治疗，就可以延缓病情，对老年人的健康起到保护作用。老年痴呆症的早期表现一般是忘性大，此时病人突出的症状是记忆（尤其是短期记忆）障碍，病人总爱忘记刚发生过的事情，而对以前陈芝麻烂谷子的事却记得颇为清楚。此外，病人缺乏创造力、进取心，丧失兴趣爱好，计算能力也降低。如果发现这些征兆，应及时到老年精神科就医。一般的检查项目包括病史询问、躯体检查、认知功能及智力测验、实验室检测等方法。

然而，老年痴呆症的初期症状较隐匿，这时病人通常也能进行正常的社会交往，甚至仍能继续工作，所以经常不被病人和家属注意。因此，老年人要定期进行体检，及早治疗躯体疾病，对自己身体既要重视，又不可过分关注或担心。

● 老年人如何预防老年痴呆症？

研究发现，父母或直系亲属中有老年痴呆症病人者，患老年痴呆症的可能性要比无家族史者高出 4 倍。社会心理因素对老年痴呆症的发病也发挥作用，低文化程度被列为第一位，而接受过正规教育的人其发病年龄比未受过教育者可推迟 7～10 年。长期情绪抑郁、离群独居、不参加社交活动、缺乏脑力活动等社会心理因素也易致老年痴呆症。此外，脑外伤、癫痫的持续发作、脑积水、营养缺乏和老年妇女雌激素分泌的减少都可能引起老年痴呆症。预防智力下降的最可靠、最主要的办法是多用脑，积极参加体育锻炼和社交活动。

● 老年痴呆症非药物治疗方法有哪些？

除了服用乙酰胆碱酯酶抑制剂等药物外，老年痴呆症还可以通过以下方法进行治疗：

（1）智力训练：多用脑，多看书，学习新事物，培养多种业余爱好，可活跃脑细胞，防止大脑老化。广泛接触各方面人群，对维护脑力有益。

（2）精神调养：保持乐观情绪，注意维持人际关系，避免长期陷入忧郁的情绪，避免精神刺激，以防止大脑组织功能的损害。家庭和睦可以保持心情愉快，能增强抗病能力。

（3）体力活动和体育锻炼：有轻度症状的病人应进行力所能及的体力活动和体育锻炼，多动手动脑，稳定情绪，减少不良刺激。适当的体育锻炼可预防大脑退化，如坚持散步、打太极拳、做保健操或练气功等。除整体性全身活动外，尽量多活动手指。

（4）起居饮食：起居饮食要有规律，一般应早睡早起，定时进食，定时排便，注意保持大便的通畅。在膳食上，一般要注意以下几点：①强调做到"三定、三高、三低和两戒"，即定时、定量、定质，高蛋白质、高不饱和脂肪酸、高维生素，低脂肪、低热量、低盐和戒烟、戒酒；②避免使用铝制饮具；③补充有益的矿物质；④日常饮食宜多样化，不宜过饱。谷类、麦类富含纤维素，大豆、蘑菇富含磷脂酰胆碱，各类坚果，蔬菜中的芹菜、黄花菜都有益于大脑的健康保护。苹果等富含维生素的水果也是被推荐的食品。

● 如何照顾老年痴呆症病人？

目前，还没有特别有效的药物可以逆转或终止疾病的发展，所以老年痴呆症病人的护理工作就特别重要。绝大多数痴呆症病人需要在家庭得到长期护理，而且约有70%的病人死于感染，因此家属和家政服务员学习、掌握老年痴呆症病人的护理技能十分必要。

（1）应理解病人的行为和语言表达过错是一种病态，而不可认为是老年人变自私或思想不正的问题。

（2）有些家属认为老年人患精神病不体面，而痴呆症病人出现精神症状是疾病的表现。

（3）对病人要哄，不可给予刺激，让病人生活在和睦的气氛中十分必要。

（4）预防感染，有感染早医治。

● 能给老年痴呆症病人服用安眠药吗？

老年痴呆症病人常睡眠倒错或睡眠减少，且常伴有异常的精神活动，使家庭的照顾者伤透脑筋，因此，想依靠安眠药（即镇静催眠药）来解决这一问题。使用安眠药有可能增加病人白天的精神错乱而加重病情，甚至可能跌倒。同时，用药几天后可能失效或导致药物依赖，这在用药时应充分认识。但是，若短期使用作用时间短的催眠药物作为改善睡眠总方案的一部分是有用的。在药物选用方面尽量要选不良反应较轻的，对已明显痴呆的病人严禁使用。

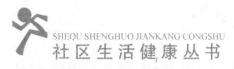

健康管理篇

  患了慢性病，就是一个与疾病长期斗争的过程，这需要病人、家人和医疗机构通力合作。疾病的日常管理，如服药、饮食控制、康复锻炼及定期复查体检，都需要病人和家人来完成。基层卫生服务机构，如社区卫生服务中心在其中起到指导的作用，并提供基本的医疗服务。本篇将简单介绍我国的慢性病社区管理、医疗保险的相关信息，方便读者了解并利用社区医疗的服务项目。

● 什么是慢性病病人的自我管理？

慢性病是慢性非传染性疾病的简称，指从发现之日起超过 3 个月的非传染性疾病，是一组病因复杂，潜伏时间长，病程长，一旦发病不能自愈且很难彻底治愈的疾病。慢性病病人的自我管理是指以慢性病病人为主体，症状平稳的病人在卫生保健人员的协助下，通过掌握慢性病的必要技能来完成预防性和治疗性的保健任务，通过掌握慢性病防治必要的技能来提高自己的生存质量。通俗地说就是"在医生的保驾护航下，慢性病病人自己照顾自己"。

● 为什么要进行慢性病的自我管理？

首先，随着慢性病病人人数的不断增加，现有的医疗保健资源已不能满足慢性病人群的需要；其次，慢性病需要长期连续治疗，长期到医院就医会给病人生活带来不便，导致病人难以坚持治疗，因此慢性病病人进行自我管理已成为社会发展的必然趋势。让病人进行自我管理不仅可以缓解医疗资源紧张的问题，还可以提高病人对疾病的认识，增进对自身病情的了解，从而使病人能够结合自身情况主动进行自我管理，促进疾病的康复，提高自己的生存质量。

● 自我管理中病人有哪些任务？

自我管理是慢性病病人终身的任务。所有慢性病病人共同的自我管理任务有三类：①管理所患疾病的医疗、生活行为，如按时服药、加强锻炼、改变不良饮食习惯、就诊和定期进行复查等；②维持日常工作、生活和社会交往；③管理情绪，如正确化解愤怒、焦虑、挫折感等不良情绪。

● 自我管理中病人应具备哪些能力？

慢性病病人的自我管理是一个长期的卫生保健过程，具有一定的专业性，同时也与病人的健康息息相关。要能够更好地进行自我管理，慢性病病人需要具备五种能力。以下用肥胖为例阐述。

（1）能设定可以实现的目标，并制订合理的行动计划。例如，一个月体重减少 2 公斤，行动计划包括每周素食3 天、每天运动 1 小时，而不是"一个月内通过节食减少5 公斤"这种不合理的目标和方式。

（2）能正确作出决定，在减肥过程中发现身体不适后能够及时停止现行计划。

（3）能解决问题。发现减肥活动不适合后能通过自己努力或他人帮助调整活动，若不能找到合适的运动，也能接受现实，避免情绪低落。

（4）能寻找和利用卫生资源，如能够通过多种途径（询问居委会、电话黄页、医院）获取治疗肥胖的信息。

（5）能与医生进行良好沟通，能够准确、友好地与医生交流病情。

● 如何成为一个积极的自我管理者？

消极的自我管理者在慢性病保健中完全依赖医生，一旦失去医生的管理，健康状况便一团糟；而积极的自我管理者，会在医生的指导下主动、正确地进行自我管理，促进自己的健康。而要成为一名积极的自我管理者必须具备以下三个条件：①有信心。相信自己可以完成自我管理。②懂知识。掌握慢性病的基本知识。③有能力。具备完成自我管理的技能，如自测血压、注射胰岛素、控制饮食、调解不良情绪等。

● 没有患慢性病就不需要健康体检吗？

随着生活水平的提高，人们的生活方式发生了较大转变，慢性病已成为主要的健康问题。进行定期健康体检可及早发现身体症状不明显的潜在疾病，及早采取治疗措施；并可发现影响健康的潜在危险因素，及时进行干预，从而减少对健康的危害和不必要的治疗开支。因此，每个人都需要定期进行健康体检。居民在进行健康体检时一定要选择正规的医疗卫生机构，目前大多数社区卫生服务中心可以向居民提供常规的健康体检。

● 不同年龄段人群的重点体检项目有哪些？

不同年龄段的人群有着不同的生理特点、生活方式以及工作学习背景，因此存在着不同类型的好发疾病。在常规体检项目的基础上，需要特别注意不同年龄段人群的特定体检项目。儿童应注重生长发育方面的测评，青年人应注意某些感染性疾病的检查，中老年人应注意肿瘤和其他慢性病的筛查。具体体检项目见附表1。

社区常见非传染性疾病的防治

● 什么是肿瘤筛查?

肿瘤筛查是运用快速简便的试验、检查或其他方法,将健康人群中可疑的肿瘤病人和可能无病者鉴别开来,并对可疑的肿瘤病人进行早期诊断及治疗,以提高肿瘤的治疗效果,延长病人治疗后的生存时间和提高生存质量。发达国家的经验证明,通过合理的肿瘤筛查,实行肿瘤的早诊、早治,对降低肿瘤死亡率有着重要作用。

● 目前我国开展筛查的肿瘤有哪些?

目前我国卫生部门推荐在全人群中开展筛查的肿瘤包括宫颈癌、乳腺癌和结直肠癌,在高发区进行高危人群筛查的肿瘤包括鼻咽癌、食管癌、胃癌、肝癌、肺癌、前列腺癌。目前我国居民肿瘤筛查常在健康体检中进行。具体筛查方案见附表 2。

● 目前我国社区卫生服务机构有哪些?

社区卫生服务机构为公立医疗卫生机构,具有公益性质、不以赢利为目的。社区卫生服务机构主要包括社区卫生服务中心和社区卫生服务站。社区卫生服务站是社区卫生服务中心的下属分支,方便为其附近居民提供社区卫生服务。

● 社区卫生服务包括哪些内容?

我国社区卫生服务包括公共卫生服务、基层医疗保健服务,以及根据社区自身情况开展的其他特需服务。不同地区社区卫生服务机构开展的具体项目可能根据当地实际情况有所不同。

● 与慢性病相关的基本公共卫生服务有哪些项目？

基本公共卫生服务是社区卫生服务机构向全民提供的疾病预防控制相关的公共卫生干预措施，由国家财政支付或补助。社区居民可以享受的涉及慢性病的基本公共卫生服务包括居民健康档案管理、健康教育服务、老年人健康管理、高血压病人健康管理、2型糖尿病病人健康管理、重性精神疾病病人管理。具体服务内容涉及定期健康体检（包括慢性病筛查）、疾病相关知识健康教育、随访（包括慢性病预后评估，以及用药、饮食、运动指导）、转诊。

● 社区卫生服务中心可以为慢性病病人提供哪些医疗活动？

目前大多数社区卫生服务中心都能向居民提供常见慢性病的医疗服务，病种主要包括高血压、糖尿病、脑卒中（中风）、肩颈腰疾病和肿瘤等慢性病。医疗服务内容主要包括常见慢性病的诊断和常规治疗，急重症病人向专科医院转诊，以及慢性病社区康复，如开展家庭病床、康复理疗、中医中药调理等。

● 是不是患有慢性病都需要前往大医院？

慢性病需要连续性的预防、医疗、保健和康复服务，疾病经济负担沉重，但对于病情相对稳定或发作间歇期的慢性病病人所涉及的医疗处理技术并不复杂，可在社区卫生服务中心接受治疗。如若慢性病病人病情加重或出现并发症，社区卫生服务中心难以控制时，建议转诊到上级医院进一步诊疗。

● 社区卫生服务机构有无惠民措施？

根据当地实际情况，不同地区的社区卫生服务中心开展了不同的惠民措施，主要体现在诊疗费用的减免和医疗卫生资源的可及性方面。现以成都市为例，简要介绍社区卫生服务中心在疾病诊疗方面的主要惠民措施。

（1）"三免四减"：对符合优惠对象条件的成都市贫困人群，社区卫生服务中心将免收三项医疗服务项目费用：普通门诊挂号费、建立健康档案费、基本体检费（不包括检验和特殊检查）。减收四项医疗服务项目：门诊肌内注射费减收30%；门诊血常规检验费减收20%；门诊尿常规检验费减收20%；门诊大便常规检验费减收20%。

（2）药品零加价：成都市部分社区卫生服务中心陆续对《国家基本药物目录》的基本药物"零加价"销售。

（3）送医送药：部分社区卫生服务中心开展了定期送医送药上门服务。

● 什么是健康管理？

健康管理是对个体或群体的健康进行全面监测、分析、评估、提供健康咨询、指导以及对健康危险因素进行干预的全过程，旨在调动个人、集体和社会的积极性，有效地利用有限的卫生资源来满足健康需求以达到最大的健康效果。

● 健康管理包括哪些内容？

健康管理基本内容包括：①通过健康体检和健康评价问卷，收集和管理服务对象的个人健康信息；②根据个人问卷信息资料及体检资料，通过疾病危险性评价模型，评估服务对象疾病危险程度；③针对不同危险因素，制定个人健康改善行动计划及指南，实施健康干预，并动态追踪评价干预效果。

● 目前我国健康管理机构有哪些？

我国的健康管理目前还处于起步阶段，市场上存在一些健康管理机构，以公司或集团化形式运作，但在实际操作方面存在一定问题。例如，有的健康管理机构服务内容仅限于健康体检，未能将健康体检与健康评估、健康促进结合起来。值得注意的是，目前社区卫生服务正在逐步建设并完善居民健康管理体系，使其规范化发展。

● 什么是医疗保险？

医疗保险是将个人或集体缴纳的经费集中起来形成医疗保险基金，用以补偿个人因疾病、负伤、生育并前往医疗机构就诊而造成的经济损失，减轻个人负担，避免浪费的一种社会保障制度。

● 我国针对城镇居民的医疗保障有哪些？

我国城镇居民享有的医疗保险主要分为以下四类：

（1）基本医疗保险：补偿居民因疾病风险造成的经济损失，满足基本医疗需求而建立的一种社会保险制度，包括：城镇职工基本医疗保险、城镇居民基本医疗保险。

（2）补充医疗保险：由单位、企业或个人自愿参加的辅助医疗保险，解决基本医疗保险支付范围以外的医药费用。例如，大病医疗互助补充保险、企业补充医疗保险、住院互助医疗补充保险等。

（3）商业保险：由商业保险公司开办，以营利为目的，通过订立保险合同，参保人自愿购买的，往往承担较高的医疗风险。

（4）社会医疗救助：社会医疗救助是符合一定条件的特殊困难群体所享有的医药费用补助制度。

各种医疗保险情况见附表3。

● 我国针对慢性病有哪些特殊医疗保障政策？

针对治疗周期长、疾病负担较重的慢性病，全国各地社会保障部门建立了符合当地实情的慢性病特殊医疗保障政策，如特殊门诊、慢性病门诊补助等。

（1）"特殊门诊"政策：主要是针对病情较为稳定，可在门诊接受治疗，不一定需要住院的特定慢性病，病人的门诊治疗费用可以按照住院费用标准予以报销。享有特殊门诊政策的具体慢性病病种以及如何办理手续可以向当地的社保部门咨询。

(2) "慢性病门诊补助"政策：是指对特定慢性病病人先由个人支付门诊费用，再由保险经办机构进行审核和结算后，将补助金直接划入基本医疗个人账户。

● 购买医疗保险会带来哪些好处？

首先，最直接也最现实的就是参保人生病住院可以享受报销待遇。医疗保险制度可以降低或消除由疾病所致的个人经济负担，促进个人健康。其次，医疗保险中的统筹基金将分散的资金集中起来统一分配，实现社会共济，也有助于消除因疾病带来的许多不安定因素。

● 个人应该怎样选择购买医疗保险？

对于一般城镇居民来说，社会基本医疗保险是国家通过法律法规强制缴纳、多方筹资和共同管理的一种医疗保险费用，购买是必要也是必需的，它适用的人群对象广泛，满足人们的基本医疗需求。

对于特殊年龄时期或从事高风险工作的人群来说，购买补充医疗保险或商业保险可降低基本医疗保险所不能承担的额外医疗风险，但这类医疗保险受众较为狭窄，需要参保人根据自己的实际情况和经济能力自愿选择性购买。

● 怎样报销医药费用？

按照国家规定，基本医疗保险的个人账户和统筹基金分开管理和使用。①一般个人账户用于支付门诊或小额医药费用，一般不需要再到医疗保险经办机构办理相应的费用报销手续；②统筹基金用于支付住院或大额医药费用，病人在住院期间携带出院病情证明、收费专用票据、医疗费清单、住院明细清单、门诊病历、身份证和社保卡等有效证件前往医疗保险经办机构办理相关手续，报销相关费用。

在各地实行的医疗改革制度中，一些特殊检查或治疗费用，可个人预先垫付，再按照相关医药费用报销程序和规定到医疗保险经办机构办理报销。对于购买商业医疗保险的病人，应遵照签订的合同要求，携带有效材料和证件前往保险公司报销。

附表 1 不同年龄段人群重点体检项目

不同人群体检时间间隔	重点体检项目
学龄前儿童 （1 岁以内，3、6、9、12 个月各检查 1 次；1~2 岁，半年 1 次；3~6 岁，每年 1 次）	体格发育测评（包括身高、体重、头围、胸围、坐高、上臀围、皮脂厚度、骨骼发育、牙齿生长情况、视力检查等）；智力筛查；神经精神发育状况检查；语言、动作协调性检查；血红蛋白检测
学龄期儿童及青少年 （7~17 岁，每年 1 次）	微量元素检测；乙肝标志物及胸部 X 线摄影检查
青年人 （18~44 岁，每年 1 次）	血常规；尿常规；肝功能及乙肝标志物；血脂；胸部、腹部影像学检查（注：有近期怀孕要求的夫妇，应咨询医生确定是否进行影像学检查）；35 岁以上女性，应增加妇科及乳腺检查、骨密度检查
中年人 （45~65 岁，每年 1 次）	体质指数*；血压检测*；血糖检测*；肺功能检测*；血脂检查；胸部、腹部影像学检查；肿瘤标志物检测；眼底检查
老年人 （65 岁以上，每年 1 次）	体重；心脑血管检查（包括血压*、心电图、心脏彩超、经颅多普勒等）；腹部 B 超；胸部 X 线摄影；肺功能检测*；眼底检查；血脂*；血糖*；骨密度检查；小便常规；大便常规及隐血实验；肿瘤标志物检测

注：体质指数、血压检测、血糖检测、肺功能检测分别为超重或肥胖、高血压、2 型糖尿病、慢性阻塞性肺疾病等常见一般慢性病的筛查方法。

社区常见非传染性疾病的防治

肿瘤名称	筛查对象	筛查方案	筛查频率
宫颈癌	21岁以上有性生活的女性	宫颈细胞学检查，人乳头瘤病毒（HPV）检查，肉眼观察法（VIA或VILI）	1年1次，连续两年正常者延长至3年1次
乳腺癌	35~70岁女性	钼靶X线检查，超声检查，磁共振（MRI）	1~2年1次
结直肠癌	40岁以上	粪便隐血（FOB）检查加结肠镜检查	FOB 1年1次，结肠镜检3~5年1次
食管癌	40岁以上高危人群（高发地区或有家族史的人群）	食管内镜检查加碘染色	有轻中度不典型增生者3~5年1次；重度不典型增生者1年1次
胃癌	40岁以上，饮食习惯不良，长期消化道溃疡或炎症病人或HP感染者	胃镜	1年1次
肝癌	乙型肝炎表面抗原（HBsAg）阳性者，高危人群	甲胎蛋白（AFP）检测，肝脏B超检查	B超正常但AFP异常且≥200微克/升者，1个月复查1次；两项皆正常，6个月复查1次
肺癌	50~74岁，每天1包烟，烟龄30年以上者	胸部X线摄影，低剂量螺旋CT，痰脱落细胞学检查	3~5年1次
鼻咽癌	40以上高危人群（高发地区或有家族史的人群）	头颈部淋巴结检查，EB病毒抗体检测，鼻咽镜检查	体检、血清检查正常，5年复查1次；异常则行鼻咽镜检查，正常者1年复查1次
膀胱癌	高危人群	尿细胞学检查	2个月1次
前列腺癌	50岁以上高危人群	直肠指检，血清前列腺癌特异性抗原检测	1年1次

附表3　部分医疗保险概况

保险名称	参保人群	性质	筹资方式	报销范围
城镇职工基本医疗保险	用人单位及其职工、个体工商户及其雇工	非营利	由个人和用人单位按一定比例共同缴纳基金	住院、门诊、家庭病床医疗相关费用
城镇居民基本医疗保险	学生儿童、未与用人单位建立劳动关系的城镇居民(不含现役军人)	非营利	以居民个人缴费为主,政府适度补助为辅的方式	住院、门诊待遇、生育补助
大病医疗互助补充保险	已参加基本医疗保险的城镇职工和城镇居民	非营利	单位、企业或个人根据自己的经济承受能力自愿缴纳基金	住院、门诊、家庭病床费用中基本医疗保险报销范围内的个人自付医药费用以及超过最高支付限额的费用
住院互助补充医疗保险	已参加基本医疗保险的城镇职工和城镇居民	非营利	单位、企业或个人根据自己的经济承受能力自愿缴纳基金	符合基本医疗保险规定的个人自付部分住院医药费用以及超过最高支付限额的费用
商业保险	特殊年龄时期、从事高风险工作或有特殊需求的职工或居民	营利	根据订立合同,单位和个人自愿缴纳基金	根据订立合同中提供的补偿形式,按照病种、费用和补偿津贴报销医药费用

健康管理篇

社区常见非传染性疾病的防治